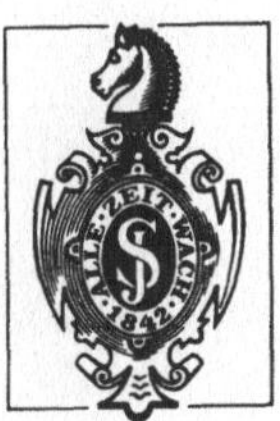

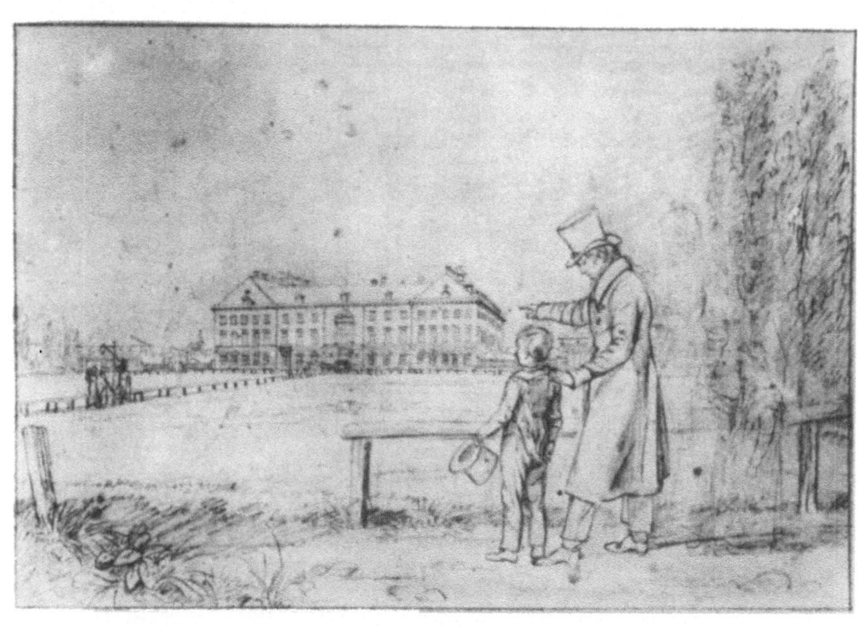

Das Allgemeine Krankenhaus zu München um 1830
(ab 1826 Universitätsklinik – heute Medizinische Klinik Innenstadt der Universität).
Bleistiftzeichnung (anonym), Münchner Stadtmuseum, Grafiksammlung

Innere Medizin

Entwicklung Anspruch Grenzen

Festschrift für Eberhard Buchborn

Herausgegeben von
J. Eigler

Mit Beiträgen von
O. Braun-Falco M. Eder J. Eigler G. M. Fülgraff
W. Gerok H. Goerke H. Götze H. Hippius E. Renner
W. Spann K. Thurau

Springer-Verlag
Berlin Heidelberg New York
London Paris Tokyo

Prof. Dr. med. Jochen Eigler
Medizinische Klinik Innenstadt
der Universität München
Ziemssenstraße 1
8000 München 2

ISBN-13:978-3-540-17468-4   e-ISBN-13:978-3-642-71850-2
DOI: 10.1007/978-3-642-71850-2

2119/3140-543210

Vorwort

Am 20. September 1986 fand in München anläßlich des 65. Geburtstages von Herrn Professor Dr. med. Eberhard Buchborn, Direktor der Medizinischen Klinik Innenstadt der Ludwig-Maximilians-Universität, ein akademisches Symposium statt. Freunde und Fakultätskollegen sprachen dabei über Probleme, die der Gesamtthematik „Innere Medizin – Entwicklung, Anspruch, Grenzen" aus der Sicht des jeweiligen Faches oder Aufgabenbereichs zugeordnet waren.

Für die inhaltliche und organisatorische Gestaltung waren verantwortlich: Renate Pickardt, Jochen Eigler, Eckhard Held, Klaus Horn, Hans Jahrmärker, Rüdiger Landgraf, Klaus Loeschke, Otto-Albrecht Müller, Klaus Jürgen Pfeifer, Dieter-Erich Pongratz, Burkhard Scherer, Wolfgang Schramm, Karl Theisen, Eckhard Thiel, Gunther H. Thoenes, Klaus von Werder (alle Medizinische Klinik Innenstadt der Universität).

Die Beiträge werden hiermit einer breiteren Öffentlichkeit zugänglich gemacht; dennoch schien es uns richtig, auch im gedruckten Text das „Persönliche" zu belassen – den Teilnehmern als Erinnerung, anderen Lesern vielleicht als Weg zu nachträglicher Teilnahme.

München, im November 1986

Im Namen des Vorbereitungskreises: *J. Eigler*

Inhaltsverzeichnis

Begrüßung und Einführung
J. Eigler 1

Von der Einheit zur Spezialisierung
H. Goerke 7

Stellenwert der Physiologie heute
K. Thurau 14

Morphologie und klinische Diagnostik
M. Eder 25

Innere Medizin und Psychiatrie
H. Hippius 35

Beziehungen zwischen Dermatologie und innerer Medizin
O. Braun-Falco 47

Die Versorgung des chronisch Kranken in unserer Gesellschaft
E. Renner 58

„Gesichertes" Wissen – Probleme der Vermittlung
H. Götze 68

Arznei – Mittel der Forschung und Behandlung
G. Fülgraff 76

VIII   Inhaltsverzeichnis

Klinische Forschung – Auswahl und Förderung

W. GEROK 84

Medizin und Recht

W. SPANN 95

Referentenverzeichnis

Braun-Falco, O., Prof. Dr. med., Dr. h. c.
Direktor der Dermatologischen Klinik der Ludwig-Maximilians-
Universität, Frauenlobstraße 9, 8000 München 2

Eder, M., Prof. Dr. med.
Direktor des Pathologischen Instituts der Ludwig-Maximilians-
Universität, Thalkirchnerstraße 36, 8000 München 2

Eigler, J., Prof. Dr. med.
Leitender Oberarzt der Medizinischen Klinik Innenstadt der Ludwig-
Maximilians-Universität, Ziemssenstraße 1, 8000 München 2

Fülgraff, G. M., Prof. Dr.
Staatssekretär a. D., Sybelstraße 6, 1000 Berlin 12

Gerok, W., Prof. Dr. med.
Geschäftsführender ärztlicher Direktor, Klinikum der Albert-
Ludwigs-Universität, Hugstetter Straße 55, 7800 Freiburg i. Br.

Goerke, H., Prof. Dr. med., Dr. h.c.
Institut für Geschichte der Medizin der Ludwig-Maximilians-
Universität, Lessingstraße 2, 8000 München 2

Götze, H., Dr. phil., Dr. med. h. c.
Mitinhaber des Springer-Verlages, Tiergartenstraße 17,
6900 Heidelberg

Hippius, H., Prof. Dr. med.
Direktor der Psychiatrischen Klinik der Ludwig-Maximilians-
Universität, Nußbaumstraße 7, 8000 München 2

RENNER, E., Prof. Dr. med.
Chefarzt der Medizinischen Klinik I, Städtisches Krankenhaus
Köln-Merheim, Ostmerheimer Straße 200, 5000 Köln 91

SPANN, W., Prof. Dr. med., Dr. h. c.
Vorstand des Instituts für Rechtsmedizin der Ludwig-Maximilians-
Universität, Frauenlobstraße 7 a, 8000 München 2

THURAU, K., Prof. Dr. med., Dr. h. c.
Vorstand des Physiologischen Instituts der Ludwig-Maximilians-
Universität, Pettenkoferstraße 12, 8000 München 2

Begrüßung und Einführung

J. Eigler

Im vormals preußischen Breslau* galt Gehorsam als eine besonders
gepflegte Tugend. Hierzulande scheint sie mit ein paar weiß-blauen
Streifen durchsetzt, was mir eine meiner Aufgaben etwas erleichtert,
nämlich einen Wunsch zu respektieren, ohne ihn ganz zu erfüllen: Der
Jubilar hat sich – so lautet der nachdrückliche Wunsch – eine Laudatio
verbeten.

Man weicht also aus in Geschichte, Analogie, Zitat oder Andeutung
und hofft, daß jeder von Ihnen dann zu einer ihm adäquat erscheinenden
Übersetzung findet;
man denkt an Lessings Bemerkung:

„Das Wort Zufall ist Gotteslästerung. Nichts unter der Sonne ist
Zufall" (*Emilia Galotti* IV, 3. Hanser, München, 1982), man verweist
auf das Jahr der Geburt, in dem Banting und Best die blutzuckersen-
kende Wirkung des Inselzellextrakts nachwiesen, Einstein den Nobel-
preis für Physik erhielt, Geheimrat Georg Klemperer Vorsitzender der
Deutschen Gesellschaft für Innere Medizin war und die Kommunistische
Partei Chinas gegründet wurde.

Die Melancholie des Alterns berührt uns, vielleicht sogar die Verlo-
renheit im Altsein, wie das aus einem Brief spricht, den der 77jährige
Goethe auf den Tag genau an einem 20. September an Karl Friedrich
von Reinhardt geschrieben hat (*Briefe*. Artemis, Gedenkausgabe Bd.
21, Zürich, 1951): „Übrigens ist das Weltwesen so groß und erstaunlich,
daß ich mir auf meinem kleinen Boote durch die große Kriegsflotte wie
mich durchwindend erscheine. Schwimmt doch alles neben mir, aber
dem Auge nicht meßbar und dem Sinne nicht faßlich."

Vom gleichen Autor stammt auch eine erstaunlich modern anmutende
und als Einführung zu unserem Thema geeignete Betrachtung über die
Medizin (*Dichtung und Wahrheit II*, Kap. 9. Artemis, Gedenkausgabe

---

*Eberhard Buchborn wurde am 20. September 1921 in Breslau geboren

Bd. 10, Zürich, 1948): „Die Gegenstände ihrer Bemühungen sind die sinnlichsten und zugleich die höchsten, die einfachsten und die kompliziertesten. Die Medizin beschäftigt den ganzen Menschen, weil sie sich mit dem ganzen Menschen beschäftigt."

Ich gehe davon aus, daß Goethe damit die innere Medizin gemeint hat, die bekanntlich als die Mutter aller Medizin gilt und zu Zeiten ihres ungebrochenen Selbstbewußtseins Vertreter anderer Disziplinen lediglich als dienende Zulieferer betrachtete.

Aber die überwältigende, naturwissenschaftlich orientierte Entwicklung führte, wie Sie wissen, fast zwangsläufig zu einer Auflösung des Faches mit vertikalen und horizontalen Trennungslinien: vertikal im Sinne von system- und organbezogener Spezialisierung – also etwa Kardiologie, Endokrinologie oder Nephrologie –, horizontal orientiert etwa am Lebensalter, wie in der Pädiatrie, am Methodischen, wie in der Radiologie oder nach ätiologischen Gesichtspunkten, wie beispielsweise in der Infektiologie. Diese quer verlaufenden Abtrennungen erfuhren allerdings wiederum vertikale Teilungen, so daß wir heute ganz selbstverständlich auch von Neuropathologen oder Kinderkardiologen sprechen.

Daher ist, trotz beschwörender Appelle, die sich wie ein roter Faden auch durch fast alle Eröffnungsreden der Wiesbadener Internistenkongresse ziehen, unser Selbstverständnis von Zweifeln erfüllt, die Einheit des Faches für den Einzelnen nicht mehr zu bewahren. Die Kinder haben – um im Bilde zu bleiben – das Elternhaus verlassen, und auch die Metapher, wonach der heutige Internist patientenbezogener Integrator von organbezogenen Spezialisten sei, kann nicht darüber hinwegtäuschen, daß die Einordnung von Spezialisten in ein Team zwar einen erheblichen Zuwachs an fachlicher Kompetenz bringen kann, zwangsläufig aber mit einer Verminderung jener personalen Interaktion erkauft wird, die Vertrauen begründet und für uns alle *die* Basis einer Arzt-Patient-Beziehung ausmacht. Mir scheint es nur eine Frage des Anspruchs oder der intellektuellen Redlichkeit anzuerkennen, daß dieser Sachverhalt prinzipiell nicht zu ändern ist. Man kann hier Grenzen verschieben, aber sie grundsätzlich nicht mehr aufheben; Zuwachs oder Gewinn auf der einen Seite korrespondiert mit Verzicht oder Verlust auf der anderen. Und je umfassender Gesundheit bzw. Krankheit definiert wird, je mehr Medizin dafür Zuständigkeit beansprucht, desto mehr muß diese Begrenzung spürbar werden. Das gilt mutatis mutandis für jedes klinische Fachgebiet und sollte deshalb Grundlage unseres Umgangs und unseres Gesprächs miteinander sein. Die meisten „Kinder" der großen Mutter sind inzwischen selbstbewußter und unbefangener geworden; der Bearbeitung unseres Themas, Entwicklung, Anspruch und Grenzen der inneren Medizin aufzuzeigen, könnte das dienlich sein.

Das Nachzeichnen *historischer Entwicklungen* sollte uns daran erinnern, wie sehr auch Medizin Zeitströmungen unterliegt und wie schnell Erfahrungen des eigenen Lebens für eine nachkommende Generation zu Geschichte werden, aus der sie dann – ebenso wie vormals wir – immer merkwürdig wenig lernt.

Die *Physiologie* – aus der Sicht manches Klinikdirektors lange Zeit so etwas wie das humanistische Gymnasium für den wissenschaftlich ambitionierten Assistenten – scheint auf einem Wege, der sie von der Medizin immer mehr in die reine Naturwissenschaft, zur Biophysik und Molekularbiologie führt. Warum Physiologen – im Gegensatz etwa zu den angelsächsischen Ländern – in Deutschland als Vertreter klinisch orientierter Physiologie kaum je den Weg in die Klinik gefunden haben, wäre eine eigene Betrachtung wert. Aber aus den Gedanken über die Stellung der Physiologie heute lassen sich vielleicht auch Wegänderungen für die Zukunft ableiten.

Die *morphologische Analyse* gilt uns in der Klinik als selbstverständlicher Bestandteil der Diagnostik. Spätestens beim Warten auf ein Histologieergebnis wird dem Patienten wie dem Arzt ihre dominierende Stellung bewußt. Eine gewisse Irritation in der Beziehung zur klinischen Medizin resultiert gelegentlich daraus, daß die Morphologie – wie bereits erwähnt – einem horizontalen Teilungsmuster folgt, während der organbezogene Spezialist nicht selten alle Methoden seines Spezialgebietes für seine organbezogene Diagnostik selbst beansprucht.

Besonders augenfällig scheint mir dieser Tatbestand im Verhältnis zur *Dermatologie*, die, wenn ich das richtig sehe, nicht nur ihre eigenen morphologischen Ansprüche entwickelt hat, sondern auch eine diagnostische Analytik, die schon wieder der inneren Medizin zugerechnet werden könnte und weit über ein Lehrgebäude lateinisch gefaßter Deskription hinausgeht.

Medizin ist in ihrem Verhalten und in ihren Lehrmeinungen immer auch Spiegelbild der in einer Gesellschaft vorherrschenden Überzeugungen gewesen. Das Beispiel der *Psychiatrie*-diskussion macht das nur besonders augenfällig, insbesondere dann, wenn Extrempositionen in ihr Selbstverständnis einbezogen werden. Manchmal scheint die Psychiatrie der inneren Medizin so eng verbunden, daß man sie als eine ihrer Subspezialitäten bezeichnen möchte, manchmal jedoch so sehr eigene Wege zu gehen, daß in ihren Gegenständen Medizin im herkömmlichen Sinn kaum noch erkennbar wird.

Virchows Konzept von der Medizin als einer sozialen Wissenschaft und der Politik als Medizin im Großen ließe sich hier einführen [3], aber für uns besitzt diese These andere Aspekte von zunehmendem Gewicht. Wenn beispielsweise F. Hartmann von „Betreuung statt Behandlung" chronisch Kranker und alter Menschen spricht [4], so ist das lediglich *ein* Hinweis auf eine Tendenz, die in soziale und medizinische Strukturen stärker eingreifen wird als wir häufig wahrhaben wollen.

Auch könnten begrenzte Ressourcen oder von einer wie auch immer charakterisierten Mehrheit anders gesetzte Prioritäten schneller als erwartet Forderungen aufkommen lassen, die schließlich bis zu einer Art Notstandsethik führen – bereits heute eindrucksvoll demonstrierbar am Beispiel der Dauerdialysebehandlung chronisch Niereninsuffizienter oder der Transplantationsmedizin. H. Jonas hat sehr Grundsätzliches dazu gesagt [5]. Auch oder gerade als Universitätsklinik sollten wir uns dieser Problematik annehmen und auf Entwicklungen vorbereiten, die wir vielleicht nicht mehr alle selbst, aber gewiß die uns anvertrauten Studenten zu meistern haben werden.

Es ist ein Gemeinplatz, festzustellen, daß wir heute von einer Flut von Informationen, Daten, Fakten und Meinungen überschwemmt werden. Nachdem jahrhundertelang das gedruckte Wort wichtigstes Instrument für die Vermittlung von Wissen gewesen ist und unser positives Verhältnis zum Buch und zur Ästhetik seiner äußeren Form begründet, müssen heute die Prozesse des Lesens und Lernens, des Lehrens und Verstehens einem Instrumentarium moderner Kommunikationstechnik zugeordnet werden. Vor allem beim Umgang mit Studenten taucht die Frage nach effizienterer Form von Vermittlung ebenso auf wie die nach Möglichkeiten einer kritischen Sichtung des Überangebots. Man sucht Hilfe beim Verleger, um dann oft genug festzustellen, daß hier offenbar nach ganz anderen Kriterien gearbeitet und entschieden werden muß als es unseren vielleicht ganz liebenswerten Lesegewohnheiten entspricht.

Zwischen „Vermittlung" und „Mittel" steckt eine mehr als nur sprachliche Beziehung. Das Konzept von der Arznei als Mittel der Forschung und Behandlung beinhaltet insoweit zweckgebundene Forschung, als diese im Ergebnis zu rational begründbarer Therapie führen soll, die auch von denen angewendet wird, die wegen des hohen methodischen Spezialisierungsgrades die Zuverlässigkeit der gewonnenen Resultate selbst nicht mehr beurteilen können und daher dringend einer Institution bedürfen, die korrekte „Vermittlung" gewährleistet.

Es ist erstaunlich, wie viele der hier nur angedeuteten Probleme auch in das Thema *Nachwuchsförderung* hineinreichen. Es geht hier um einen besonderen Aspekt: nicht um Forschung in der Klinik, sondern um klinische Forschung und darum, was, wer und wie motiviert, ausgewählt und gefördert werden soll. Sollen dafür neben Qualitäts- auch Zweckmäßigkeitskriterien gelten?

„Die Gutachter der Deutschen Forschungsgemeinschaft" – so sagt ihr Präsident in seinem Jahresbericht 1986 [6] – „prüfen als erstes Kriterium der Förderungswürdigkeit eines Antrags keineswegs, ob die Lösung des gestellten Problems besonders dringlich, wünschbar oder nützlich wäre, sondern ob es sich um eine beantwortenswerte und auf vorgeschlagenem Wege und mit vorgesehenen Kräften beantwortbare Frage handelt." Der Terminus „beantwortens*wert*" hebt allerdings die offensichtlich angestrebte Wertneutralität auf – ein Vorgang, der wiederum nur verdeutlicht, daß Wertneutralität im strengen Sinn nicht möglich ist.

Daß ich abweichend vom akademischen Brauch Sie, Spectabilis, erst jetzt persönlich begrüße, hat zwei Gründe. Zum einen wurde mir an dieser Stelle ein Zitat von Christoph Lichtenberg (1742–1799) zugetragen, das folgendermaßen lautet („Aphorismen", *Werke*. Hoffmann & Campe, Hamburg, 1967): „In jeder Fakultät sollte wenigstens ein recht tüchtiger Mann sein; wenn die Scharniere von gutem Metall sind, so kann das übrige von Holz sein."

Ich füge allerdings in Klammern hinzu, daß für die Halterung des Scharniers die Holzqualität keineswegs belanglos ist...

Zum anderen aber sollen Gedanken über die Stellung der Medizin innerhalb der Rechtsordnung unseres Gemeinwesens und die Bedeutung der Medizin für eben diese Rechtsordnung den Abschluß unseres Symposions bilden. Ich könnte mir denken, daß dabei manches zu-Recht-zurücken ist, die Spannung zwischen rechtsetzenden und durchsetzenden Kräften, zwischen Toleranz, Intoleranz und Pluralität zur Sprache kommen wird und damit Probleme berührt werden, deren Bedeutung wir im Getriebe des Alltags häufig verkennen oder unterschätzen.

Der thematische Bogen unserer Unternehmung ist also weit gespannt; es war unsere Absicht, damit das Werk eines arbeitsreichen Lebens zu kennzeichnen, für das die altmodische Maxime des Mehr-sein-als-scheinen durchaus Gültigkeit besitzt.

Ich nenne die Leitung der Kliniken zunächst in Köln, dann hier in München, die vielfältige Beschäftigung mit einer Theorie der Heilkunde [1, 2] und daraus erwachsenen Bemühungen um Strukturierung der inneren Medizin innerhalb *einer* Klinik, die Mitgliedschaft im Vorstand des Kuratoriums für Heimdialyse und Nierentransplantation, die literarische Arbeit, insbesondere als Herausgeber des *Handbuchs der Inneren Medizin* in der Nachfolge von Herrn Professor Schwiegk, als Mitherausgeber des *Internist*, der *Klinischen Wochenschrift* und der *Zeitschrift für Rechtsmedizin*, die beratende Tätigkeit am Bundesgesundheitsamt und das Wirken als Vizepräsident der Deutschen Forschungsgemeinschaft.

Im Namen der Kollegen, die dieses Symposion vorbereitet haben, danke ich allen Referenten für ihre Bereitschaft zur Teilnahme, Herrn Dr. Götze darüber hinaus für seine Zusage, die Beiträge im Druck erscheinen zu lassen. Wir hoffen, daß so manches an Be- und Nachdenkenswertem über den Tag hinaus wirksam bleibt. Der Jubilar allerdings möge darin auch wiederfinden, was auf jeden Fall über den Tag hinaus wirksam bleiben soll: Unsere herzlichen Wünsche für Sie und die Ihren.

Aus gutem Grund scheint es mir schließlich angemessen, zu den nachfolgenden Referaten mit den Worten einer Frau überzuleiten. Im *Tasso* (Torquato Tasso I, 1; Artemis, Gedenkausgabe, Bd. 6, Zürich 1954) sagt die Prinzessin von Este:

> *Ich freue mich, wenn kluge Männer sprechen,*
> *daß ich verstehen kann, wie sie es meinen.*
> *Es ist ein Urteil über einen Mann*
> *der alten Zeit und seiner Taten wert;*
> *es sei von einer Wissenschaft die Rede*
> *die, durch Erfahrung weiter ausgebreitet,*
> *dem Menschen nutzt, indem sie ihn erhebt:*
> *Wohin sich das Gespräch der Edlen lenkt,*
> *ich folge gern, denn mir wird leicht, zu folgen.*
> *Ich höre gern dem Streit der Klugen zu,*
> *wenn um die Kräfte, die des Menschen Brust*
> *so freundlich und so fürchterlich bewegen,*
> *mit Grazie die Rednerlippe spielt.*

Literatur

1. Buchborn E (1980) Die Medizin und die Wissenschaft vom Menschen. Verhandlungen der Deutschen Gesellschaft für Innere Medizin. Bergmann, München
2. Buchborn E (1984) Spezialisierung und Integration – Medizin zwischen wissenschaftlicher Begründung und ärztlichem Heilauftrag (Festvortrag vor dem Stifterverband für die Deutsche Wissenschaft). Berlin
3. Eisenberg L (1984) Rudolf Ludwig Karl Virchow, where are you now that we need you? Am J Med 77: 524
4. Hartmann F (1986) Betreuung statt Behandlung chronisch Kranker. Med Klinik 81: 187
5. Jonas H (1985) Technik, Medizin und Ethik. Insel, Frankfurt am Main
6. Markl H (1986) Forschung im Widerstreit der Erwartungen (Bericht des Präsidenten bei der Jahresversammlung der Deutschen Forschungsgemeinschaft)

Von der Einheit zur Spezialisierung

H. Goerke

Man kann die Spezialisierung in der Medizin auf früheste Zeiten zurückführen und die alten Ägypter als Beispiel dafür nennen, daß aus bestimmten Gründen, seien es technische Fertigkeiten oder persönliche Neigungen, die Beschränkung ärztlicher Tätigkeit auf ein Teilgebiet der Heilkunde erfolgt ist.

Aus den Keilschrifttexten, durch die uns die babylonisch-assyrische Medizin bis in Einzelheiten bekannt ist, läßt sich entnehmen, daß es in diesem Kulturraum vom Beschwörungspriester bis zum Salber ein breites Spektrum heilkundlich tätiger Personen gegeben hat. Es ist also nicht gerechtfertigt anzunehmen (und dies gilt auch für die Zeit der Hippokratiker), daß es in den alten Großkulturen eine Einheit des Arztberufs gegeben habe. In den hippokratischen Schriften taucht allerdings zum ersten Mal das Bemühen auf, ein ärztliches Berufsbild zu zeichnen. Die dafür aufgestellten Grundsätze haben sich als zeitunabhängig erwiesen, so daß man noch heute gern darauf zurückgreift. Als aber diese Schriften im 5. vorchristlichen Jahrhundert entstanden, dürfte es in Griechenland eine dem geforderten Arztbild entsprechende Berufsgruppe nur in Anfängen und neben anderen verschiedenartigen Heilkundigen gegeben haben.

Die Abtrennung der operativen Medizin von der Heilkunde in ihrer Gesamtheit könnte man als einen ersten Schritt zur Spezialisierung ansehen, doch hat dieser Vorgang, der im 11. nachchristlichen Jahrhundert einsetzte, Ursachen, die außerhalb der Medizin liegen. Der operativ tätige Mönchsarzt – in dieser Zeit lag die Ausübung der Heilkunde bevorzugt in den Händen von Vertretern geistlicher Orden – riskierte sein kirchliches Amt, wenn ihm die Schuld am Tode eines Patienten vorgeworfen werden konnte, nachdem diesbezügliche Konzilsbeschlüsse vorlagen. Daher war die Abwanderung der chirurgischen Tätigkeit in eine Berufsgruppe der Handwerkerschaft die natürliche Folge. Daß sich Vertreter dieser neuen Klasse von Heilbehandlern besonders in Frankreich und Italien durch außerordentliche Leistungen ausgezeichnet haben und neben den nichtoperativ tätigen Ärzten gut bestehen konnten, darf schon als ein Spezialisierungseffekt angesehen werden. Allerdings handelte es sich dabei um wirklich seltene Ausnahmen. Die Bemühungen, die Spaltung wieder zu beseitigen, die im 18. Jahrhundert mehr und mehr spürbar wurden und im Kreise der höheren Militärchirurgen besonders wirksame Fürsprecher fanden, führten um die Mitte des vorigen Jahrhunderts schließlich zur Aufhebung des Zustands, der als „Dualismus in der Heilkunde" heftig gebrandmarkt worden war. Man beendete damals eine als widernatürlich empfundene Spaltung, und dies nicht zuletzt dadurch, daß von den Chirurgen das Verbot der Behandlung innerer Krankheiten als diffamierend und auch für den Kranken abträglich empfunden wurde. Es war also keineswegs so, daß eine Spezialisierungstendenz rückgängig gemacht wurde.

Wer sich mit der tatsächlichen Aufgliederung des Arztberufs in Spezialgebiete befaßt, muß sich mit der Diskussion um eine Medizinische Reform beschäftigen, die in engem Zusammenhang mit den politischen Ereignissen des Jahres 1848 stand und sogar ein ganz wesentlicher Bestandteil der Forderungen dieser Zeit war. Dies gilt vor allem für die Entwicklung im deutschen Sprachraum. In den übrigen europäischen Staaten gab es vergleichbare Tendenzen. Unmißverständlich formuliert wurden die Gedanken der Medizinischen Reform durch Rudolf Virchow (1821–1902), den glasklare Prägnanz des Ausdrucks auszeichnete. Für ihn war die Medizin bereits die Lehre vom Menschen in allen seinen Lebensäußerungen, also eine medizinische Anthropologie. „Obwohl dem Wortlaut nach nur Heilkunst, hat sich die wissenschaftliche Medizin immer die Aufgabe gesetzt und stellen müssen, die einige Lehre vom Menschen zu enthalten." Bei Virchow wird – was nicht immer mit genügender Deutlichkeit erkannt worden ist – die soziale Aufgabe des Arztes zu einer absoluten Forderung. Die Medizin schließt also auch die Sozialwissenschaften als Disziplin ein. Damit ist bei ihm von einer Einheit der Medizin die Rede, die über die bisherigen Vorstellungen erheblich hinausgeht.

An dieser Stelle müssen einige Sätze eingeschoben werden zu dem vielfach mißdeuteten Begriff der „Kurierfreiheit". Aus dem Zusammenhang herausgenommen, ist sie für manche bedenklichen Entwicklungen in der Medizin und der ärztlichen Berufsausübung bis zur letzten Jahrhundertwende verantwortlich gemacht worden. Die Forderung der Medizinalreformer nach Kurierfreiheit wurde erhoben, um den „Kurierzwang" zu beseitigen, und war daher, man muß schon sagen, eine Kardinalforderung. Angeprangert wurden die von der Obrigkeit praktizierte Überwachung der ärztlichen Tätigkeit und die behördlichen Beschränkungen der Ausübung der Heilkunde. Um diese zu beseitigen, wurde die Errichtung von Berufskörperschaften der Ärzte und eine Selbstkontrolle der heilkundlichen Tätigkeit durch diese gefordert. Hiermit erfolgte der Anstoß zu den in den folgenden Jahrzehnten durch Gesetze in allmählich allen größeren deutschen Staaten geschaffenen Ärztekammern.

Die für die Kurierfreiheit eintretenden Ärztevertreter waren sich nicht im Zweifel darüber, daß die Durchsetzung ihrer Ziele der Kurpfuscherei Möglichkeiten eröffnen würde, die bis dahin durch die strenge staatliche Überwachung der in Heilberufen tätigen Personen nicht gegeben waren. Man wußte aber auch, daß mit Verboten der Kurpfuscherei nicht beizukommen war. Virchow hat sich selbst in diesem Sinne geäußert und einen wirklichen Ausweg nur von der eigenen Entscheidung der Bürger erwartet, die allerdings eine entsprechende Bildung voraussetzte. Diese zu vermitteln war nach seiner Ansicht eine Verpflichtung des Staates.

Es ging also bei der Kurierfreiheit nicht um das Recht des Arztes, in jeder ihm persönlich zusagenden Weise zu therapieren, sondern darum, die „polizeiliche Knechtung des ärztlichen Standes", eine damals gern verwendete Redewendung, zu beseitigen.

Sieht man sich die Bestrebungen der „Medizinischen Reform" näher an, so entdeckt man, daß neben der Forderung nach Schaffung eines einheitlichen Arztberufs eine eindeutige Befürwortung der Spezialisierung zu erkennen ist. Wer wichtige Impulse für den medizinischen Spezialismus aufspüren möchte, findet hier ein beachtenswertes Quellenmaterial.

Man wird aber diese Diskussion nur dann verstehen können, wenn berücksichtigt wird, daß bereits seit dem 18. Jahrhundert gewisse Tendenzen in Krankenanstalten, nicht zuletzt auch Universitätskliniken festzustellen sind, die auf die Sonderstellung einiger Patientengruppen hindeuten. Die Unterbringung von Krätzekranken in eigenen Sälen, die abgesonderte Betreuung von „Venerischen" in einer „Salivationsstube", die getrennte Behandlung von Kranken mit „offenen Schäden" und von „innerlich Kranken", in allen Fällen jeweils getrennt nach Männern und Frauen, sowie die Bereitstellung einer Stube für Schwangere und einer „Sechs Wöchnerin Stube", wie sie beispielsweise in den Plänen der Berliner Charité von 1768 bereits zu finden sind, müssen einerseits durch spezifische Bedürfnisse der Krankenpflege erklärt werden, andererseits sind aber auch schon medizinische Motive zu erkennen. Die Zunahme der Anstaltsentbindungen, bei denen neben den armen ein hohes Kontingent lediger Mütter festzustellen war, führte um die gleiche Zeit zur

Einrichtung von eigenen Gebärhäusern. Die Unterbringung von Geisteskranken in besonderen Anstalten, in denen ärztliche Versorgung gewährleistet war, begann ebenfalls schon vor 1800. Das „Tollhaus" in Wien, der noch heute hinter dem alten Allgemeinen Krankenhaus gelegene Rundbau, daher auch „Narrenturm" genannt, wurde 1784 als erstes psychiatrisches Spezialbauwerk auf europäischem Boden eröffnet. Zu Beginn des 19. Jahrhunderts entstanden die ersten Kinderkrankenhäuser und auch Spezialabteilungen für Augenkranke.

In seinem Beitrag „Über Spezial-Kliniken" schrieb Ludwig Traube (1818–1876) in der von Rudolf Virchow und Rudolph Leubuscher (1821–1861) vom 10. Juli 1848 bis zum 29. Juni 1849 herausgegebenen Wochenschrift *Die medicinische Reform*:

> Die geschichtliche Entwicklung lehrt, daß in dem Maße als eine Wissenschaft an Gehalt und an Ausdehnung gewinnt, die einzelnen Theile derselben immer selbständiger werden und zu dem Range eigener Wissenschaften sich entwikkeln. Die Trennung der ursprünglich einem Ganzen angehörigen, in ihm kaum gesonderten Theile geht allmälig so weit, daß jeder Theil seine besonderen Bearbeiter und seine besonderen Lehrer erhält, ja daß sich auf einer bestimmten Entwicklungsstufe der Mutterwissenschaft kein sterblicher Geist findet, welcher alle Abzweigungen derselben mit Erfolg, geschweige denn mit gleichem Erfolg zu bearbeiten oder zu lehren im Stande wäre.

Traube wies dann darauf hin, daß es, wie wir schon erwähnt haben, bereits Kliniken für Augenkranke, für Syphilitiker und für erkrankte Kinder gäbe und machte darauf aufmerksam, daß man gute Diagnostik nur in Spezialkliniken lernen könne. Vor allem im Hinblick auf den wissenschaftlichen Fortschritt sah er die große Bedeutung der Spezialkliniken und stellte fest:

> Wie einerseits eine Wissenschaft durch große Fortschritte sich in immer mehr einzelne Theile abzweigt, ebenso ist andererseits bei einem großen Umfang derselben ein rüstiges Fortschreiten nur durch Theilung der Arbeit möglich, d.h. dadurch, daß jeder einzelne Theil seine besonderen Arbeiter findet. Denn, wenn auch selbst gegenwärtig noch der Zufall eine nicht unbedeutende Rolle bei neuen Entdeckungen spielt und namentlich die sprungweisen Fortschritte der Wissenschaft grossentheils durch ihn bedingt sein mögen, so ist doch die überwiegende Menge jener Erkenntnisse, welche der Wissenschaft ihren Zusammenhang, ihre Vollkommenheit geben, und sie eigentlich zur Wissenschaft machen, mehr ein Erzeugniss mit Bewusstsein aufgestellter Fragen und deren planmäßiger Beantwortung. Solche Fragen aber stellen zu können, bedarf es vor Allem einer Kenntniss des Geleisteten. Je umfänglicher und gründlicher diese Kenntniss, desto zahlreicher werden die zu lösenden Fragen sein und desto schärfer können Sie gestellt werden; und je schärfer die Frage, desto leichter, desto sicherer ist ihre Beantwortung.

Man muß einen Blick auf die Biographie Traubes werfen, um sein Eintreten für die Spezialisierung zu verstehen. Traube, geboren in Ratibor, hatte sein Medizinstudium an der Universität Breslau begonnen und war 1837 nach Berlin übergewechselt. Als Johann Lukas Schoenlein (1793–1864) nach Berlin berufen worden war, kam Traube unter seinen Einfluß. Nach dem Staatsexamen unternahm er mehrere wissenschaftliche Reisen nach Wien, wo er bei Skoda Erfahrungen in der physikalischen Diagnostik erwerben konnte. In Berlin hielt er dann seit 1843 Kurse in Perkussion und Auskultation ab. Um die gleiche Zeit begann er mit tierexperimentellen Untersuchungen, u. a. über die Folgen der Vagusdurchtrennung auf das Lungenparenchym. Seine Ergebnisse erregten Aufsehen. Zur Habilitation kam er als Jude jedoch erst nach 1848, als den Universitäten eine liberalere Einstellung zugestanden wurde. Im folgenden Jahr wurde Traube Zivilassistent bei Schoenlein an der Charité. Jetzt hielt er wieder Kurse in Perkussion und Auskultation ab, und nun wurde seine besondere wissenschaftliche und klinische Erfahrung auf dem Gebiet der Brustkrankheiten, die in dem zitierten Aufsatz über „Spezial-Kliniken" bereits mit einer klaren Zielrichtung zum Ausdruck gekommen war, von Schoenlein in gewünschter Weise anerkannt. Am 19. Januar 1849 ist in der *Medicinischen Reform* folgende Notiz zu lesen:

> Die unter der Direction des Hrn. Geh. Obermedicinalraths Schoenlein stehende (lateinische) Klinik in der Charité ist um 25 Betten für Brustkranke vergrößert und die Stelle des Assistenzarztes in derselben dem Privatdocenten Hrn. Dr. L. Traube übertragen worden, mit der Befugnis, die neu hinzugekommene Abtheilung zum Unterricht in der Auskultation und Perkussion und in der Diagnostik der Brustkrankheiten zu benutzen.

Von Schoenlein, dem herausragenden Vertreter der „naturhistorischen Schule", die nach heutigem Sprachgebrauch eine „naturwissenschaftliche" war, gingen die Impulse aus, auch die Anregung für Traube, sich mit der physikalischen Diagnostik und den Brustkrankheiten zu befassen. Daß schon Schoenlein die Auskultation und die Perkussion voll in sein diagnostisches Arsenal einbezogen hatte, weiß man aus den Vorlesungsnachschriften seiner Hörer, da er selbst außer seiner Dissertation nur eine Arbeit veröffentlicht hat, in der er den Kopfgrind beschrieb (später als „Achorion Schoenleini" bezeichnet).

Mit der Errichtung der Abteilung für Brustkranke an der Berliner Charité, einer Maßnahme, für die Schoenlein und Traube wohl in gleichem Ausmaß verantwortlich sind, setzt im deutschen Sprachraum die Aufgliederung der inneren Medizin ein. Doch auch in anderen Ländern

Europas begann um diese Zeit die Herausnahme der Lungenkranken aus dem Verband der Medizin, d. h. der nichtoperativen Heilkunde.

Aus der kurzen Schilderung dieses Vorgangs geht auch bereits hervor, daß es die erfolgreiche Entwicklung von Auskultation und Perkussion war, die das Gebiet der Brustkrankheiten der Diagnostik in weit höherem Maße zugänglich machten, als dies bei anderen Organbereichen möglich war. Diese Kausalitätsbeziehung hat sich in der Folgezeit bei weiteren Spezialisierungsvorgängen bestätigt. Die Erfindung des Augenspiegels kennzeichnet beispielsweise den Beginn der neuzeitlichen Ophthalmologie, die des Zystoskops den der Urologie. Dieser erste Schritt in der Aufgliederung der inneren Medizin ist ebenso ein Teil der Vorgeschichte der Spezialisierung der Tuberkuloseärzte wie der Kardiologen. Wir wollten hier jedoch nur den Beginn markieren.

Die Entwicklung der Spezialisierung in der Heilkunde verlief an verschiedenen Universitäten des In- und Auslands sehr unterschiedlich. So waren in den sechziger Jahren des 19. Jahrhunderts nicht selten noch die Fächer Anatomie und Physiologie in einer Hand, die Chirurgie und die Augenheilkunde in einem Lehrstuhl vereint und die Professoren der inneren Medizin vertraten noch in vollem Umfang auch die Pädiatrie, die Psychiatrie und die allgemeine Hygiene. Vorreiter der Entwicklung waren die Medizinischen Fakultäten der großen Universitäten.

Einen besonderen Akzent erhielt die Spezialisierung gegen Ende des vorigen Jahrhunderts, als sich in zunehmendem Umfang niedergelassene Ärzte als Spezialisten für Teilgebiete der Heilkunde anboten. Eine Gewähr für eine entsprechende Fachkunde war nur selten einmal geboten. Die gleichzeitige Bestätigung als Spezialist neben der Ausübung einer Allgemeinpraxis führte zu ernsten standespolitischen Auseinandersetzungen. Man warf vielen Ärzten, die sich als Spezialisten bezeichneten, insbesondere den sog. „Sechswochenspezialisten" vor, aus „schnöder Gewinnsucht" zu handeln. Erstmals hat sich 1892 der Deutsche Ärztetag in Leipzig mit dieser Frage beschäftigt, und schon damals wurde die Schaffung besonderer Anerkennungskommissionen vorgeschlagen.

Bis in die zwanziger Jahre unseres Jahrhunderts, genau genommen bis zum Bremer Ärztetag 1924, wiederholten sich die Bemühungen um eine Ordnung des Facharztwesens, das in mancher Hinsicht wirklich zu einem Unwesen ausgeartet war, mit großer Regelmäßigkeit. Es mußten Auswüchse, vor allem in der ambulanten ärztlichen Praxis verhindert werden, für die der vielzitierte „Arzt für Beinleiden" das klassische Beispiel war. Daß aber auch die Entstehung von Spezialitäten und Subspezialitäten in den Kliniken keineswegs reibungslos verlaufen ist, wissen sogar die Vertreter der jüngeren Ärztegeneration. Dieser Prozeß wird sich, vor allem an den Universitätskliniken fortsetzen, bevorzugt im Bereich der Forschung. Die wohlbekannte Trias, mit der die Selbständigkeit eines Faches bestätigt wird – Ankündigung eigener Vorlesungen, Gründung einer Fachgesellschaft und Herausgabe eines eigenen wissenschaftlichen Publikationsorgans – wird auch in Zukunft unter Beweis gestellt werden.

Kommen wir zurück auf die Formulierung unseres Themas, so ist festzustellen, daß es den Arzt als einen Heilkundigen, in dessen Hand alle Gebiete der operativen und nichtoperativen Medizin wirksam vereinigt sind, lediglich von der Mitte des vorigen bis zum Beginn dieses Jahrhunderts gegeben hat, und zwar in nicht sehr großer Zahl. Heute gehört dieser Arzt zu den Seltenheiten. Ihm wird man, wie seinen Vorläufern, ein zeitgemäßes Wissen und Können auf allen Gebieten der Heilkunde nicht zuschreiben dürfen. Schließlich ist auch daraus die Erkenntnis erwachsen, daß nur durch eine freiwillige Beschränkung auf gewisse Teilgebiete dem immensen Zuwachs an Wissen und technischen Fertigkeiten entsprochen werden kann. Daß dabei der Blick auf das Ganze der Heilkunde nicht verlorengehen darf, haben gerade die führenden Vertreter der inneren Medizin bestätigt, und dies seit Anerkennung der Brustkrankheiten als Teilgebiet.

Stellenwert der Physiologie heute

K. Thurau

Zunächst möchte ich herzlich für Ihre Einladung danken, auf diesem akademischen Symposium einige Gedanken zum Thema „Stellenwert der Physiologie heute" vortragen zu dürfen. In diesem Thema sind zwei Fragen zusammengefaßt. Die eine heißt: Welche Merkmale zeichnen die Physiologie aus, was unterscheidet sie von anderen biologischen Grundlagenfächern und begründet damit ihre Identität? Sodann aber, und das ist die 2. Frage: Welchen Stellenwert hat die Physiologie heute? Diese 2. Frage kann nur aus der historischen Entwicklung und mit dem Blick in die Zukunft betrachtet werden. Bitte machen Sie sich nicht auf Aussagen gefaßt, die zu stürmischem Widerspruch oder Zuspruch reizen. Es gibt keine einfachen, keine allgemein verbindlichen, auch keine unveränderlichen Antworten.

Welche Merkmale zeichnen die Physiologie aus? „Physiologie" – oder „Physiologia" – heißt soviel wie natürliches Wissen oder Naturwissen. Der Ausdruck wurde in der Mitte des 16. Jahrhunderts von Jean Fernel, einem französischen Arzt aus Amiens wohl zum erstenmal benützt. Den heutigen Bedeutungsinhalt erfuhr der Ausdruck im 19. Jahrhundert; seitdem versteht man darunter das Studium der Funktionen der lebenden Organismen, Klassifizierung der Funktionen, Erkennen der Sequenz von Funktionsabläufen und der Wertigkeit von Teilfunktionen des einzelnen Organs für das Ganze. Es handelt sich somit um eine Wissenschaft, die sich bemüht, Einzelfunktionen im möglichst integrierten, ungestörten Funktionsverband zu studieren, um ihre Wertigkeit zu erkennen. Es ist der Versuch zur experimentellen und konzeptionellen Synthese.

Wegen der der Physiologie innewohnenden Komplexität des Versuchsansatzes verwundert es nicht, daß sie ihre stärksten Anregungen immer wieder von im Augenblick nicht verstandenen, überraschenden Versuchsergebnissen gewinnt, die ein Nichtphysiologe vielleicht leichter als Artefakt abzulegen geneigt ist, die der Physiologe aber mit Neugier hinterfragt.

Die Physiologie muß natürlich auch häufig Anleihen in ganz anderen, den sog. „reinen" Wissenschaften wie der Chemie und der Physik machen. Mit dieser Anleihe begann am Anfang des vorigen Jahrhunderts die Wandlung der Physiologie und ganz allgemein der Biologie zur wissenschaftlichen Disziplin. Frühere Versuche, sog. naturwissenschaftlich-biologisches Wissen – aber eben doch Halbwissen (z. B. über den Kreislauf und das Blut) in therapeutische Maßnahmen umzusetzen, endeten meist katastrophal. Man denke nur an den Aderlaß als Heilmaßnahme.

Lassen Sie mich ein Beispiel aus der Vergangenheit der Physiologie anführen, das diese integrative Betrachtungsweise auf der Grundlage naturwissenschaftlicher Erkenntnisse beispielhaft belegen mag. Daß ich auf ein Beispiel zurückgreife, das für die Nierenphysiologie eine epochale Wirkung haben sollte, hat nichts mit meiner Organloyalität zu tun, sondern ist eine Referenz an Sie, lieber Herr Buchborn, denn es waren Ihre nephrologischen Arbeiten, die vorrangig Ihr wissenschaftliches Gewicht in der akademischen Medizin gegründet haben.

Ich meine Carl Ludwig, den Gründer der modernen Physiologie, während der Mitte des vorigen Jahrhunderts Ordinarius in Leipzig, dem damaligen Mekka für die Physiologen aus der ganzen Welt.

Bis dahin basierten die meisten Funktionsvorstellungen auf naturphilosophischen, vitalistischen Konzepten und metaphysischen Ideen. Die physikochemische Methode, die sich seit Stephen Hales im 18. Jahrhundert entwickelt hatte, wurde als unzureichend und inadäquat für das Studium von Lebensvorgängen betrachtet. Carl Ludwig stellte dem ein naturwissenschaftliches, revolutionierendes Konzept entgegen, das er eindrucksvoll in der Einleitung zu seinem berühmten Lehrbuch der Physiologie des Menschen formulierte:

> ...Dieser Erfahrung entsprechend zieht man den Schluß, daß alle vom tierischen Körper ausgehenden Erscheinungen eine Folge der einfachen Anziehungen und Abstoßungen einer begrenzten Anzahl chemischer Atome sein möchten, welche an jenen elementaren Wesen bei einem Zusammentreffen derselben beobachtet werden. Diese Folgerung wird unumstößlich, wenn es gelingt, mit mathematischer Schärfe nachzuweisen, es seien die erwähnten elementaren Bedingungen nach Richtung, Zeit und Masse im tierischen Körper derartig geordnet, daß aus ihren Gegenwirkungen mit Notwendigkeit alle Leistungen des lebenden Organismus herfließen.

Damit war eine neue, materialistisch-mechanische, eine naturwissenschaftliche Denkweise in der Physiologie geboren. In der Nierenphysiologie führte dieser Denkansatz mit dem Bezug auf das Ganze Carl Ludwig zu einer fundamentalen Entdeckung. Im Marburger Anatomischen Institut studierte Ludwig die Struktur der Nierengefäße. Aus der gerade neu sich entwickelnden Literatur über die Physikochemie erfuhr er, daß Eiweißmoleküle Wasser binden können; heute nennen wir es den eiweißonkotischen Druck des Blutes. Dies regte ihn zu Versuchen an semipermeablen Membranen an, mit Blut auf der einen und Urin auf der anderen Seite der Membran. Er beobachtete, daß Urin durch eine Membran in das eiweißreiche Blut übertreten, vom Blut aufgenommen werden kann. Daraus schloß er, daß die wäßrigen Komponenten des Plasmas eine unverletzte, semipermeable Gefäßwand durchdringen können. Aus dem Wissensbereich der Hydromechanik leitete er den hydrostatischen Druckverlauf in den Nierengefäßen ab, d. h. daß der höhere Druck in den glomerulären Kapillaren die Filtration und der niedere Druck in den peritubulären Kapillaren die Resorption bedingt.

Da der Urin nur Bestandteile enthielt, die auch im Blut nachweisbar sind, kam er zur Synthese, wonach die Niere den Urin nicht eigenständig als Art chemische Fabrik oder Drüse herstellt, sondern die Bestandteile des Harnes bereits im Blut vorliegen und durch einen Filtrationsprozeß in den Glomerula abgetrennt werden. Es war die neue Denkweise Carl Ludwigs, die aus Strukturwissen, Literaturstudien über Chemie und Physikochemie, aus eigenen, wissenschaftlich mit den Erkenntnissen der Zeit konzipierten Experimenten ein neues Gebiet in der Biologie, die Physiologie als Naturwissenschaft eröffnete.

Von diesem neuen Ansatz der physiologischen Forschung hat zweifellos die Medizin am meisten profitiert. Diagnostische und therapeutische Werkzeuge haben sich entwickelt und neue Gebiete innerhalb der Medizin sind entstanden. Erklärende und voraussagende Konzepte konnten sich entwickeln und, was wichtig wurde, Zusammenhänge bei pathophysiologischen Abweichungen als rationale Grundlage von therapeutischen Maßnahmen verstanden werden.

Diesem für die Physiologie typischen Denkansatz steht ein z. Z. nicht ganz ungefährlicher Zeitgeist entgegen. Dieser drückt sich in einer m. E. recht vordergründigen Meinung aus, die auch von Wissenschaftlern in bestimmten weichenstellenden Gruppierungen nicht nur in Deutschland vertreten wird, wonach die Fragestellungen der Physiologie zu komplex seien, als daß sich der Aufwand zur Lösung z. Z. lohnen würde. Gefragt ist, die Fragestellung, den experimentellen Ansatz zu reduzieren. Dieser experimentelle Reduktionismus ist zweifellos auch ein bedeutendes Instrumentarium der biologischen Forschung, aber eben nur eines.

Übrigens leitet der experimentelle Reduktionismus z. T. seine Berechtigung aus der Vorstellung ab, daß man z. B. die Funktion von Zellen oder Zellteilen durch Isolierung sozusagen reiner erkennen kann. Diese

Vorstellung beinhaltet auch gefährliche Klippen und Untiefen, wie es sich mittlerweile längst herausgestellt hat und was für den Physiologen eigentlich nicht verwunderlich ist. Eine isolierte Zelle, ob in der Zellkultur oder anderswie erhalten, ist quasi in Einzelhaft genommen und reagiert darauf. Ihre natürliche Funktion im Organ jedoch wird zu einem Großteil durch die Interaktion mit anderen Zelltypen in unmittelbarer Nachbarschaft determiniert. Wir sprechen von einem funktionellen Synzytium, in das die Einzelzelle eingebunden ist. Erst die Einbindung in den natürlichen Zellverbund würde einer zellbiologischen Forschung an Zellkulturen den physiologischen Aspekt geben. Erst dann beginnt Physiologie.

Ich bin der Meinung, daß diejenigen, die auf der Ebene der reduzierten Systeme, sozusagen auf kleinerer Ebene forschen, hervorragende und unerläßliche Arbeit leisten. Ich bin aber auch der Meinung, daß sie letztlich das leichtere Problem bearbeiten, da sie mit einer geringeren Anzahl von Variablen extreme experimentelle Bedingungen schaffen können und eine Vielzahl von Daten gewinnen, deren physiologische Wertigkeit primär nicht im Vordergrund stehen muß; ganz im Gegensatz zu jenen Physiologen, die auf der Ebene höherer, integrierter Organisationen arbeiten, wie beispielsweise in der Hirnforschung.

Der experimentelle Reduktionismus als Prinzip und Methodik steht – wenn er für sich allein betrieben wird – somit der physiologischen Forschung entgegen. Das „Auseinandernehmen" oder etwa die fortwährende Anwendung einer einmal erarbeiteten, noch so genialen Methodik auf eine Vielzahl von möglichen Fragestellungen ist in sich keine physiologische Forschung. Spezialisierung als reine Expertenkultur ist wenig geeignet zur Rückgewinnung wissenschaftlicher Wahrnehmungsfähigkeiten. Anders ausgedrückt: Wo die Freude und der Spaß an der Synthese von Detailinformationen zu einem übergeordneten Konzept fehlen, existiert m. E. auch keine Physiologie. Monothematische Forschung widerspricht dem physiologischen Gedankenansatz.

Diese Integration von Teilfunktionen, von Teilwissen verlangt neue Techniken. War es früher zur Zeit Carl Ludwigs die intellektuelle Leistung des einzelnen, sind dazu heute wegen der Vielzahl des Teilwissens technische Hilfsmittel wie z. B. Computersysteme unerläßlich und selbstverständlich. Aber allein können es diese Maschinen nicht; das, was manche Optimisten als „artificial intelligence" bezeichnen, stellt sich bei näherem Hinsehen als „natural stupidity" heraus; nein, die initiale, gescheite Fragestellung bleibt die Leistung eines zum synthetischen Denkprozeß befähigten Wissenschaftlers. Sidney Solomon, der amerikanische Physiologe, hat die Träger dieser Physiologie einmal die „renaissance people" der Biologie genannt, um deren Wiederkehr man sich keine Sorgen zu machen brauche.

An diesem Punkt möchte ich doch eine Anmerkung zu einer spezifischen Situation der Physiologie innerhalb unseres Landes machen. Deutsche Forschungsgemeinschaft und Max-Planck-Gesellschaft sind die finanziellen Hauptträger der Forschung in der Physiologie. Während die Forschungsgemeinschaft nach meinem Dafürhalten in vorbildlicher Weise die ganze Breite der Physiologie, von der Organphysiologie bis zum Na-Kanalarbeiter, ausschließlich nach wissenschaftlichen Qualitätsmerkmalen zu fördern sich bemüht (und das vertrete ich in gleicher Weise bei anderen Gelegenheiten als dieser, wo in Ihrer Person, Herr Buchborn, ein Vizepräsident der DFG vertreten ist und auch das für mein Fach zuständige Referat durch Frau Dr. Preuss), sehe ich im Bereich der Max-Planck-Gesellschaft dagegen eine entschieden problematischere Entwicklung. Durch das Instrument der Institutsumwandlung hat die Max-Planck-Gesellschaft die „reduktionistische" Forschungsrichtung in den letzten Jahren stark und einseitig zu Lasten der Systemphysiologie und der integrativen Physiologie betont, wenn man einmal von bestimmten Bereichen der Hirnforschung absieht. Ich halte dies für im höchsten Maße bedenklich, da damit ein unerläßliches Wissenskapital, das für die gesamte biologische Forschung von allergrößter Bedeutung ist, aus dem wissenschaftlichen Spannungsfeld einer der bedeutendsten Forschungsinstitutionen in Deutschland ausgeklammert wird.

Es stellt sich die Frage nach der Zukunft: Wie geht es weiter? Einige der wichtigsten Impulse in der Biologie kommen aus dem Bereich der Zell- oder subzellulären Forschung. Ich sehe kein Problem darin, Physiologie im weitesten Sinne zu definieren, solange der integrative Funktionsaspekt Grundlage der zellulären Forschung bleibt, und da gibt es z. Z. Defizite, die die Physiologie mithelfen kann auszuräumen.

Versuche, dieser Isolierung zu begegnen, liegen im interdisziplinären Bereich, z. B. in den SFB'S, Schwerpunktsprogrammen oder im internationalen Bereich, wo beispielsweise in dieser Woche in Bern vom International Council of Scientific Unions, dem internationalen Dach der Wissenschaft, das Internationale Geosphere-Biosphere-Programm ins Leben gerufen wurde. Ziel ist es, die Interaktion zwischen biologischen, chemischen und physikalischen Prozessen unseres Globus zu studieren, ebenso wie die spezifischen Umweltbedingungen und ihre Änderungen in ihrer Bedeutung für die lebende Natur. Hier werden Biologen und besonders auch Physiologen wichtige Aufgaben zu übernehmen haben.

Damit sind Mechanismen entstanden, die helfen, die Puzzlesteine der hochspezialisierten Einzeldisziplinen zu einem physiologischen Konzept zusammenzufügen, einen Funktionsablauf zu verstehen, mit anderen Worten: eine integrative Wissenschaft zu betreiben.

Interdisziplinarität im recht verstandenen Sinne pendelt nicht zwischen den Disziplinen hin und her, Interdisziplinarität ist eigentlich Transdisziplinarität, sie versucht die Einheit der Wissenschaft wiederherzustellen.

Solange die intellektuelle Basis der Forschungsrichtung auf die integrative Wissenschaft gerichtet ist, bereitet Zellbiologie im Rahmen der Physiologie auch keine Erschwernis bei der Vermittlung der Organphysiologie an Medizinstudenten – einem für die Medizin äußerst sensitiven Bereich, der die Grundlagen für eine gescheite Medizin berührt.

Wie sieht die Zukunft aus, welchen Stellenwert wird die Physiologie haben? Auf die Physiologie kommen außerhalb ihrer klassischen Behausung – der Medizin und Biologie – in Zukunft m. E. ganz neue Bereiche hinzu, und einen möchte ich als Beispiel nennen, der eine Brücke zur Technologie schlägt, zu einem Gebiet, das heute als Mikrosystemtechnologie eine stürmische Entwicklung nimmt. Im Grunde geht es um die Integration von Geist und Materie im Mikrobereich (Vogels), um die Nutzung von biologischen Systemen innewohnender Intelligenz. Die Steuerung – und das ist wichtig –, die funktionsgerechte Korrektur von integrierten technischen Systemen, verlangte bisher aufwendige, zum Großteil auf mechanischen Prinzipien beruhende Systeme. Wie sparsam an Material und Energieumsatz sind dagegen biologische Steuerungssysteme, wenn Sie beispielsweise nur an das im Auge verankerte optische System denken. Allein die Fähigkeit, als Sensor wichtige von unwichtigen Informationen trennen zu können, beinhaltet eine auf zellulärer Ebene höchst effektiv entwickelte Mikrointelligenz. Diese ist in jeder Zelle durch ihre Fähigkeit verankert, Informationen durch spezifische Rezeptormoleküle in der äußeren Zellmembran aufnehmen zu können, diese Informationen zu filtern und als Signal in die Zelle weiterzugeben, auf die diese dann korrigierend reagiert.

Da es ein fundamentales Prinzip der Biologie ist, nur mit höchst effizienten Systemen, d. h. energie- und materialsparend bei geringster Störanfälligkeit bestimmte Funktionen zu erfüllen, bedeutet es eine immense Herausforderung an die Technik, solche Prinzipien zu imitieren und zu nützen. In der Bundesrepublik Deutschland gibt es dafür gerade hier in München hervorragende Ansätze, z. B. bei Siemens und besonders bei MBB, wo sich ihr Vorstandsvorsitzender Dr. Vogels für diese Entwicklung mit großem Engagement einsetzt. Diese Umsetzung von biologischer Intelligenz in technische Intelligenz wird für die Physiologie m. E. eine ganz große Bedeutung erlangen, da es des integrierenden Denkprozesses und des physiologischen Grundlagenwissens für die Lösung solch komplexer Aufgaben bedarf.

Die Physiologie wird sich in Zukunft auch intensiver mit der Wechselwirkung zwischen Organismus und Umwelt auseinandersetzen müssen. Das hat sie natürlich in einem gewissen Maße schon immer getan, denken Sie an Höhenforschung, Arbeitsphysiologie, Klimaforschung, Weltraumphysiologie.

Diese Interaktionen wird man aber nur dann beschreiben können – und das ist eine legitime Forderung einer Gesellschaft an die Wissenschaft –, wenn der Gesamtorganismus in seinem Zusammenspiel der Teilfunktionen – und das sind viele – in seiner Reaktion gewertet wird.

Lassen Sie mich an dieser Stelle zu einem Thema kurz Stellung nehmen, das besonders die Physiologie, aber auch ihr in vielen Dingen verwandte Fächer, wie beispielsweise die experimentelle Chirurgie, wegen ihrer besonderen Forschungsaufgaben z. Z. bewegt.

Für diese Aufgaben sind Erkenntnisse, die am intakten Organismus gewonnen werden, unerläßlich. Seien es die Methoden der Epidemiologie am Menschen oder des Experiments am Tier. Ich spreche dieses Thema an, da die Aktivitäten vieler oberflächlich oder falsch informierter Politiker, Dogmatiker, Anheizer, aber auch Kollegen kürzlich zu einem wissenschaftswidrigen Gesetz im Tierschutzbereich geführt haben, für die die biologische Forschung und damit unsere Gesellschaft m. E. ganz sicher bezahlen wird. Warum? Einmal führt es dazu, daß auf der Basis dieses Gesetzesumfelds rechtswidrige, auch z. T. kriminelle Aktionen von Tierversuchsgegnern die Wissenschaftler ihre jahrelang anerkannten und von nationalen und internationalen Gremien begleiteten und bewerteten Forschungsarbeiten und -entwicklungen kurzerhand abbrechen lassen. Der Wissenschaftler ist ja primär kein politischer Kämpfer, kein „fighter" – es gibt unendlich viele andere Themen, die er *auch* bearbeiten kann. Aber: Investitionen liegen brach, Zeit geht verloren, wissenschaftliche Kompetenzen werden reduziert, man ist nicht mehr in vorderster Linie. Wir sollten deutlich aussprechen, daß der Forscher in seiner Freiheit genötigt wird, er ist eingeengt. Der gesetzliche Schutz der Forschungsfreiheit mag auf dem Papier in Form von Ausnahmeregulierungen, Sondergenehmigungen und Begutachtungsverfahren noch stimmen, in praxi hat die Politik längst bei der Freiheit der Forschung einen gravierenden Abstrich gemacht.

Für eine Gesellschaft, die sich nach bitteren historischen Erfahrungen, ob im Mittelalter oder in den 30er Jahren dieses Jahrhunderts, zum

Prinzip der Wissenschaftsfreiheit bekennt, ist es wie eine Faust ins Gesicht, wenn Politiker Kataloge von für sie unerwünschten Themen auf dem Weg über das Verbot einer bestimmten tierexperimentellen Methode per Gesetz durchzusetzen versuchen. Diese Entscheidung gehört in die Hand der Wissenschaftler bei voll garantierter offener Diskussion.

Noch eins: Die unheilvolle und in der Öffentlichkeit völlig mißverstandene Alternativmethode in der biologischen Forschung, wie z. B. Zellkulturen, Enzymreaktionen in Reagenzgläsern oder Imitationen durch Computermodelle, ist mit einem Mal zum Feigenblatt geworden. Mit diesen Methoden meint man recht naiv die Auswirkungen von Umweltbedingungen auf ein integriertes Funktionssystem wie den Organismus mit seinem vollen Orchester von Abwehrmechanismen wie Reflexen, Immunologie, Zellabgrenzung, hormoneller Anpassung und nicht zuletzt psychischen Reaktionen bewerten zu können.

Eine Zellkultur kennt keinen Bluthochdruck, keinen Hautausschlag, keinen Schmerz, kennt auch keine Angst mit ihren somatisch relevanten psychischen Reaktionen. Man hätte auch keine Höhen- und Weltraumphysiologie dadurch entwickelt, daß man Zellkulturen in Unterdruckkammern wachsen ließ. Dazu bedurfte es der Exposition voll reaktionsfähiger Tiere und Menschen.

Nur der Unwissende kann von Alternativmethoden sprechen, mit denen man das eine durch das andere ersetzen kann. Für den Wissenden gibt es hingegen nur eine der Fragestellung adäquate Methode. Aber das bringen Sie mal den Politikern bei, die vor einem Wahltermin die Kuh „Tierschutz" vom Eis haben wollten. Ohne Tierversuche in der biomedizinischen Forschung gibt es nicht weniger, sondern mehr Leid in dieser Welt – dieser Teil der Gesetzgebung ist m. E. unmoralisch. Aber in einer Demokratie dominiert im politischen Bereich die Jagd nach der Wahl, nicht unbedingt nach der Wahrheit.

Die sich in der Bundesrepublik Deutschland z. Z. andeutende Schwäche der physiologischen Forschung über integrative Funktionen ist ganz sicher auch auf das Ausweichen der Forscher auf sog. weniger anstößige Methoden begründet. In anderen Ländern, wie in einigen Staaten der USA oder in der UdSSR, sind die äußeren Bedingungen in dieser Hinsicht günstiger, hier behält die Analyse von Funktionen am Gesamtorganismus neben der molekularen und zellbiologischen Forschung ihre durch Gesetzgebung nicht eingeengte Bedeutung.

Verbunden damit ist ein m. E. sehr wichtiger Aspekt für die Physiologie heute, nämlich ihre Aufgabe als Lernfach innerhalb der Medizin. Der angehende Mediziner – nicht der Zellphysiologe – muß Organfunktionen, d. h. integrierte Funktionen von Zellen, Hormonen und Nerven, muß Funktionssysteme bewerten können. Er muß auch lernen, daß jeder Organismus eine Individualität in seinen Reaktionen hat.

Die Physiologie hat mit großem Erfolg dieses für die Medizin so immens wichtige Verständnis im Unterricht stets tierexperimentell zu vermitteln versucht, und es ist m. E. unerläßlich, daß die Physiologie den Studenten mit Hilfe des Tierexperiments und des Eigenversuchs in diese schwierige Materie einweist. Bei der Auseinandersetzung mit den Beobachtungen am kompetent geleiteten Versuch am Tier oder Mensch beginnt der Student nicht nur Grundphänomene zu begreifen, sondern auch individuumspezifische Reaktionen zu werten. Den Traum, man könne mit computergestützten Versuchsprogrammen, durch das Projizieren von Daten, Kurven und Funktionsformeln auf dem Bildschirm oder durch stereotype Fernsehbänder den biologischen Versuch ersetzen, diesen Traum haben diejenigen, die in der Lehre wirklich tätig sind, längst ausgeträumt. Ich meine, die Beibehaltung des biologischen Versuchs am intakten Organismus in der Ausbildung der Mediziner ist ein Anliegen, das eine medizinische Fakultät mit Überzeugung in der Öffentlichkeit zu unterstützen hat.

Das Thema „Physiologieunterricht heute" beinhaltet auch noch eine andere Seite, die ich kurz ansprechen möchte, und in diesem Punkt sehe ich mich mit Ihnen, Herr Buchborn, völlig einig: In Ihrer Eröffnungsansprache zum Internistenkongreß in Wiesbaden 1980 haben Sie das Thema angesprochen; sie sagten:

> Zu begrüßen ist ... die Forderung nach fächerübergreifenden, multidisziplinären Unterrichtsveranstaltungen, um ein vertieftes Verstehen medizinischer Zusammenhänge zu fördern. Organisatorische Schwierigkeiten der Abstimmung unter den beteiligten Dozenten, die antiquierte Trennung zwischen Vorklinik und Klinik, eine Kanonisierung der Gegenstandskataloge oder spezialisierter Fächeregoismus werden sich als Alibi hiergegen nicht dauernd aufrechterhalten lassen.

Hier haben Sie, Herr Buchborn, ein Thema angesprochen, das m. E. für die Zukunft der Medizin größte Bedeutung hat.

Ich bin mit vielen Klinikern einig, daß die in den Universitäten verankerte medizinische Wissenschaft und medizinische Ausbildung nicht mehr in einen vorklinischen und klinischen Bereich getrennt werden können – diese Trennung ist historisch zu verstehen, aber heute eine Erblast, deren negative Auswirkungen wir sowohl für die Klinik als auch für die Grundlagenforschung kennen. Ich meine, daß es an der Zeit ist, daß eine Fakultät mit dem Gewicht wie der unseren dieses Thema auf die Tagesordnung setzt und federführend wird in einer Diskussion und Entwicklung, die bei der gegebenen Rechts- und Verordnungslage einen langen Atem braucht. Aber es ist unsere Pflicht, Dinge, die wir als falsch und überholt erachten, beim Namen zu nennen und auf eine Änderung zu drängen. Zu begrüßen in diesem Zusammenhang sind die bereits stattfindenden übergreifenden Unterrichtsveranstaltungen. Wir könnten mit den uns gegebenen Möglichkeiten mehr tun, mehr probieren. Hier sollte eine Gruppe aus Klinikern und Vorklinikern Denkarbeit leisten und der Fakultät Vorschläge unterbreiten, mit denen sie an die Öffentlichkeit treten kann.

Welchen Stellenwert hat die Physiologie heute in der Gesellschaft? Hier teilt sie viele Symptome, viel Schicksal mit anderen Wissenschaftsgebieten: Im Gegensatz zur Vergangenheit werden wissenschaftliche Fortschritte in ihrer kulturellen Bedeutung immer weniger interessant. Liegt es daran, daß wissenschaftlich gesehen sicherlich revolutionierende Erkenntnisse deswegen ohne kulturellen Sensationswert bleiben, weil die Revolutionen nur noch esoterisch, d. h. im Berufsverband fachlich kompetenter Wissenschaftler, nicht aber mehr gesamtgesellschaftlich (kulturell) verstanden werden können (Lübbe)? Der Transfer aus dem Verband der Wissenschaft in das kulturelle Gemeinbewußtsein hat seine besondere Schwierigkeit, obgleich der populärwissenschaftliche Büchermarkt stets Bestseller hervorbringt und die Wissenschaftsserien im Fernsehen Rekordeinschaltquoten zeigen. Wissenschaft ist für die Gesellschaft ein Unterhaltungsstoff geworden, ohne kulturellen Belang, austauschbar gegen andere Unterhaltungsstoffe, wie natürliche oder vom Menschen induzierte Katastrophen, Hungersnöte in fernen Ländern, Fußball, Tennis, „Dallas". Sicher ist, daß im Verlauf der vergangenen Jahrhunderte die durch das Objektivitätspostulat begründete Wissenschaft ihren Platz in der Gesellschaft erobert hat, aber den Geist des Menschen hat sie nicht beeinflußt. Auch die Physiologie teilt diesen Stellenwert.

Ich komme zum Schluß: Die Physiologie sucht das Zusammenfügen, sie betreibt die Erforschung der Zusammenhänge. In Goethes Schriften zur Natur findet man in der „Abhandlung über den Versuch als Vermittler von Objekt und Subjekt":

> In der lebendigen Natur geschieht nichts, was nicht in einer Verbindung mit dem Ganzen stehe, und wenn uns die Erfahrungen nur isoliert erscheinen, wenn wir die Versuche nur als isolierte Fakta anzusehen haben, so wird dadurch nicht gesagt, daß sie isoliert seien... So schätzbar aber auch ein jeder Versuch einzeln betrachtet sein mag, so erhält er doch nur seinen Wert durch Vereinigung und Verbindung mit anderen.

Mit diesem Denkansatz zur Wissenschaft verbindet die Physiologie nicht nur in der Vergangenheit, sondern ganz sicher auch in der Zukunft viel mit der Medizin; und wenn Denkansätze Ähnlichkeiten aufweisen, bleibt auch die Sprache der Wissenschaft in unserem Kreis verständlich – mit dem unausgesprochenen Einverständnis, daß im Kreis der Medizin die Physiologie von allen Krankheiten noch die gesündeste ist!

Ist das Ziel, das Zusammenfügen zum Ganzen je erreichbar? Sicher noch lange nicht. Vielleicht nie? – Man wird die Teile verstehen lernen, das größte Hindernis zum Erfassen des Ganzen liegt aber wohl darin, daß man in der Wissenschaft nur dann etwas objektivieren kann, wenn man außerhalb des zu bewertenden Systems steht. Da der Mensch selbst das Ganze ist, wird die Suche danach wohl ewig weitergehen – eine Art Zukunftsgarantie für die Physiologie?

Morphologie und klinische Diagnostik

M. Eder

Als vor einigen Jahren anläßlich einer Feierlichkeit im Pathologischen Institut Eberhard Buchborn mit einer Festrede Gedanken zum wechselnden Verhältnis der klinischen Fächer zum Fach Pathologie meisterhaft skizzierte und dabei den Titel „Pathologie im Spiegel der Klinik" wählte, konnte ich noch nicht ahnen, daß ich heute, wiederum aus festlichem Anlaß, in die Lage versetzt sein würde, die Spiegelreflektion fortzusetzen; denn Morphologie und klinische Diagnostik, unser hier gewähltes Thema, meint natürlich letztlich Beziehungen zwischen Pathologie und innerer Medizin. Bewußt werden aber die Akzente etwas anders gesetzt, einerseits mit der Eingrenzung auf den Bereich der klinischen Diagnostik, jenem wohl sicher ältesten Teil der klinischen Medizin, der eben jeder Therapie vorausgeht, andererseits mit der Verwendung des Morphologiebegriffs. Pathologie ist zwar im Schwerpunkt morphologisch orientiert, aber eben nicht ausschließlich, wobei zusätzlich sich im Zeitablauf die Gewichte mehrfach verschoben haben. Wichtig aber ist, daß der Morphologiebegriff selbst sich verändert hat, z. T. also ein Bedeutungswandel eingetreten ist, und daß von den vielschichtig angeordneten Bedeutungen des Begriffs in unterschiedlicher Weise Beziehungen zur Klinik und zur klinischen Diagnostik zustande gekommen sind. Diese andeutungsweise zu skizzieren ist deshalb nötig, weil eine richtige Wertung der Wechselbeziehungen von Morphologie und Klinik die differenzierte Bewertung der hier zur Rede stehenden Begriffsinhalte voraussetzt.

Dabei scheinen die Dinge sehr einfach, wenn man den Morphologiebegriff in der heute meist üblichen kürzelhaften Bedeutungsform anwendet: gemeint ist dann meist die Summe der Methoden und Ergebnisse, für die wir eigentlich Bezeichnungen wie makroskopische oder mikroskopische oder ultramikroskopische Anatomie oder Histologie, bzw. bei Normabweichung eben Pathologie haben. Dem Morphologiebegriff, hier immer im Sinne einer morphologischen Pathologie, erging es also nicht anders als vielen Begriffen, deren spezifische Wertigkeit zugunsten einer schlagworthaften, freilich oft etwas unscharfen Gesamtcharakterisierung verlorengegangen ist. Ich darf nur daran erinnern, wie einem Modetrend folgend das Wort Technologie oft dort verwendet wird, wo eigentlich Technik gemeint ist.

Morphologie gründet auf Anatomie, meint aber zumindest über lange Entwicklungszeiten hin begrifflich etwas sehr Spezielles. Der Name Morphologie stammt von Burdach aus dem Jahre 1800, der begriffliche Inhalt Morphologie aber wurde durch die Schriften Goethes geprägt. Er wollte damit „eine neue Wissenschaft aufstellen, zwar nicht dem Gegenstande nach, denn derselbe ist bekannt, sondern der Ansicht und der Methode nach". „Die Morphologie soll die Lehre von der Gestalt, der Bildung und Umbildung der organischen Körper enthalten." Was im Grunde daraus resultierte, war die inhaltliche Begriffsbestimmung einer Gestaltlehre, sei es im Sinne einer vergleichenden, etwa die Spezies übergreifenden Morphologie, sei es im Sinne einer Erfassung der Gestaltwerdung, also des Grundprinzips der strukturellen Organisation. Es ist wichtig festzuhalten, daß damit zwei verschiedene Prinzipien und Konsequenzen aus diesem Morphologiebegriff resultierten, nämlich einerseits eine auf Anschauung im wahrsten Sinne des Wortes gegründete naturwissenschaftliche Methodik, die in den verschiedensten Bereichen der Biologie Anwendung fand, etwa als vergleichende Morphologie, andererseits aber die Zielsetzung, innerhalb der Fülle der Gestaltformen jene zu erschauen, die als strukturelles Grundprinzip gewissermaßen Urformen darstellen; hier wird also eine fast geisteswissenschaftliche Denk- und Vorstellungskomponente miteingeführt. Worum es hierbei ging, war – um in moderner Nomenklatur zu sprechen – Archetypen der Struktur herauszuarbeiten, um mit ihrer Hilfe Verständnis, ja vielleicht sogar Erkenntnis zu gewinnen.

Wer heute über diese z. T. etwas abschätzig als idealistische Morphologie bezeichnete Denkweise lächelt, sollte sich klarmachen, daß unseren heutigen Denkformen über Atom- und Molekülstrukturen solche Archetypen zugrunde liegen, das schlagendste Beispiel ist wohl die Erkenntnis der Doppelhelixstruktur der DNS, bei der nun ganz evident die archetypische Grundbedeutung der Struktur als Basis der Funktionseigenschaft zutage tritt, so daß eben hier Struktur und Funktion untrennbar miteinander verwoben sind. Morphologie in diesem Sinne führt aber nicht nur im Bereich dieser molekularen Größenordnung mit dem Ineinanderwirken von Struktur und Funktion zu fruchtbaren weiterführenden Erkenntnissen, sondern auch auf anderen Beobachtungsebenen und -dimensionen:

So hat vor einem halben Jahrhundert der Pathologe Feyrter – ausschließlich auf Strukturanschauung und Reduzierung auf das mögliche Grundprinzip gegründet – postuliert, daß es neben den zentralen endokrinen Drüsen periphere, verstreut gelegene endokrine Drüsensysteme gibt; er hat von diesen vorhergesagt, daß hier die Produktion verschiedener Hormone vorliegen müsse, daß diese z. T. möglicherweise nicht nur endokrin, sondern auch lokal – also parakrin – wirken; und diese sehr exakte Aussage erfolgte Jahrzehnte bevor das gesamte Zellsystem – heute als Apud-System bekannt – mit Angabe der nun auch entdeckten, dort produzierten Hormone publiziert wurde. Feyrter hatte sogar darüber hinaus die pathologischen Erscheinungsformen dieses Zellsystems erkannt, und eine direkte Konsequenz ist z. B., daß heute versucht wird, mit Hilfe von Radioimmunoassays auf neuronenspezifische Enolase das Vorliegen von Bronchialkarzinomen in der Diagnostik zu erfassen, womit wir ganz unversehens aus der Diskussion über die Morphologie mitten in die aktuelle klinische Diagnostik gelangt sind. Ohne die Wechselbeziehungen zwischen Morphologie und Diagnostik auf dieser Ebene jetzt weiter zu verfolgen, muß die historische Entwicklung ins Blickfeld genommen werden, ebenso wie Eberhard Buchborn diesen historischen Entwicklungsweg als notwendige Voraussetzung für die Darstellung der vielseitigen Wechselwirkungen ansah, als er über die Pathologie im Spiegel der Klinik reflektierte.

Es ist ja allgemein bekannt, daß der Beginn der abendländischen naturwissenschaftlichen Medizin maßgeblich durch das Werk von Giovanni Batista Morgagni beeinflußt wurde, das er in seinem 80. Lebensjahr publizierte. *De sedibus et causis morborum per anatomen indagatis* (Über Sitz und Ursache von Krankheiten, durch den Anatomen erforscht), dieser letzte, 2. Teil des Titels ist es, der – beim Zitieren oft vergessen – uns klar zeigt, daß hier die Einschränkung der Aussage mit der Angabe der Beobachtungsmethode erfolgt. Die in diesem Werk und dann auch in der danach stattfindenden medizinischen Entwicklung durchgeführte Methode zu neuen Erkenntnissen beruhte nicht primär auf neuen anatomischen Entdeckungen, anatomische Beobachtungen existierten längst vorher. Ausdruck des nun beginnenden naturwissenschaftlichen Denkens war vielmehr der saubere Vergleich klinischer Symptome mit autoptischen morphologischen Befunden. In der Bewertung dieser ersten Wechselwirkungsphase ist es gut, den Kliniker zu zitieren:

> Daß am Beginn des wissenschaftlichen Zeitalters der Medizin dieser anatomische Gedanke stand, wie Virchow das Werk Morgagnis bezeichnete, kann in seiner Bedeutung für die weitere Entwicklung gar nicht überschätzt werden.

> Solche Paradigmata wie der morphologische Gedanke sind ja in der Medizin
> mehr als bloß ein methodischer Zugang oder eine theoretische Betrachtungs-
> weise, weil sie in der Praxis auch die Umsetzung theoretischen Wissens in
> ärztliche Handlung und Haltung beinhalten.

Dem ist aber hinzuzufügen, daß es jedenfalls anfänglich nur der methodische Zugangsweg war, der diese anatomisch-morphologische Betrachtungsweise bedingte, die dann aber sehr rasch ergänzt wurde durch Physiologie, Pathophysiologie, Biochemie und Physik und zur Entwicklung einer naturwissenschaftlich begründeten Krankheitslehre führte; aus dieser ersten Wechselwirkungsphase von morphologisch beobachteter Veränderung und klinischer Symptomatik stammen viele Krankheitsbegriffe die – ich zitiere sinngemäß – „durch pathologisch-anatomische Determinanten" charakterisiert sind und auch heute in der Nomenklatur verwendet werden – im Zusammenhang mit vielen diagnostischen Begriffen, wie Myokardinfarkt, Lungenembolie oder Leberzirrhose, und dies, obwohl der Arzt am Krankenbett alle diese Veränderungen nicht unmittelbar sehen, hören oder fühlen könne, sondern nur aus ihren Symptomen und Wirkungen indirekt erschließe.

Dies war so, aber ist eben nicht mehr so, denn der endoskopisch tätige Kliniker sieht eine Leberzirrhose in ihrer makroskopisch typischen Erscheinungsform und diagnostiziert sie, es ist also hier der Kliniker, der inzwischen durch methodischen Fortschritt klinisch eine pathologisch-anatomische Morphologie betreibt.

Blicken wir aber nochmals zurück in die Historie, wie sich hierbei nun aus der Sicht des Klinikers die Wechselbeziehung zwischen dem die Morphologie vertretenden Fach Pathologie und der klinischen Medizin darstellt, so zeigt sich, daß

> die Korrelierung von klinischen Symptomen und pathologisch-anatomischen
> Befunden dazu führte, daß etwa seit Mitte des 19. Jahrhunderts die Stellung
> der Diagnose am Krankenbett zur eigentlichen wissenschaftlichen Herausfor-
> derung des Klinikers wurde und daß die klinische Diagnose, die der Arzt zu
> Lebzeiten des Kranken stellte, so zu einer objektiven, mit der Sicherheit eines
> Experiments nachprüfbaren wissenschaftlichen Vorhersage wurde über das,
> was der Pathologe post mortem finden würde.

Man muß sich diese Situation vor Augen führen, um zu begreifen, was es bedeutet haben muß, als nun mit Einführung der Röntgenstrahlen und der Entwicklung der Radiologie für den Kliniker auf einmal innerhalb der klinischen Diagnostik morphologisch strukturelle Veränderungen innerer Organe sichtbar wurden, wie etwa die Lungenkavernen der damals noch großen Volksseuche Lungentuberkulose oder die Infiltrate einer Pneumonie. Daß hier Morphologie durch den methodischen Fortschritt zu einem Teilstück der klinischen Diagnostik wurde, muß man heute betonen, so konsequent ist dieser Integrationsprozeß vollzogen worden. Dies gilt um so mehr, als über eine lange Zeit hin die morphologische Technik, und damit die Erfassungsdimension stagnierte, ganz im Unterschied zu den enormen Fortschritten, die pathophysiologische und pathobiochemische Forschungsmethoden bei der Aufklärung von Krankheitsvorgängen erzielten. So nimmt es nicht wunder, daß, als Antwort auf eine primär stark anatomisch orientierte Entwicklung, eine Gegenwelle einsetzte. Lassen Sie mich beispielhaft Gustav v. Bergmann zitieren:

> Nicht mehr kann die klinische Voraussage des pathologisch-anatomischen Befundes der Hauptehrgeiz des Klinikers sein... Der anatomische Befund behält zwar als das Schlußdokument im pathologischen Ablauf seinen entscheidenden Platz, zu Beginn aber steht oft die unsichtbare functio laesa; erst aus der gestörten Funktion entwickelt sich schließlich als formale Reaktion das anatomische Substrat zum Dokument des Geschehens... Das anatomische Substrat ist gewissermaßen eine morphologische Epikrise einer vieljährigen Betriebsstörung.

Daß diese Entwicklung nun wiederum Stimulus für eine verbesserte morphologische Forschung war, ist nur die eine Seite des Wechselspiels zwischen den Entwicklungen in Klinik und Morphologie. Die andere Seite, auch in diese Periode fallend, sollte hier auch kurz erwähnt werden, sie gipfelt in den viel zitierten Äußerungen der Präsidentenrede des Pathologen Paul Ernst über das morphologische Bedürfnis, einen Begriff, der abgeleitet ist von Schopenhauers Formulierung eines metaphysischen Bedürfnisses des Menschen. Wenn man aber prüft, was mit dieser Forderung gemeint ist, wogegen sie sich richtete, ist man einigermaßen verblüfft: Paul Ernst als Pathologe, aber ebenso die in dieser Rede zitierten Kliniker, richten sich nämlich gegen eine ausschließlich mathematisch-naturwissenschaftliche Forschungsrichtung, wenn diese sich auf den Organismus beziehe, weil sie wohl Teilfunktionen und -mechanismen begreifen könne, aber eben nicht alles, was die Eigenheiten der organisierten Materie in ihrer Reaktionsfähigkeit ausmache. So brauche man eben neben der mathematisch exakten auch eine empirisch beschreibende Erkenntnis. Es gäbe eine Mannigfaltigkeit von Naturbegriffen, ohne daß die Objektivität des einen die des anderen aufhebe; so werden hier die Morphologie und das Bedürfnis nach Morphologie im Sinne Goethes formuliert und Goethe als guter Geist angerufen: „Goethe, der an die Stelle der mathematischen Folge und ihrer mechanischen Notwendigkeit die Anschauung einer Lebenseinheit der Natur setzte, Goethe, der überall eine kosmisch-geschlossene Ganzheit sah."

Wenn wir summarisch zusammenfassen, finden wir hier neben Klinikern also den Morphologen mit dem Ruf nach einer ganzheitlichen Schau, wenn wir so wollen, einer Ganzheitsmedizin, und dies wird auch verständlich aus den Ausführungen, daß eben Form, Bildung und Gestaltung jene Lebenserscheinungen im Organismus seien, die sich „einer naturwissenschaftlichen Betrachtungsweise widersetzen". Zu dieser Zeit waren die Probleme des Wachstums, der Strukturbildung und der Umbildung noch nicht wissenschaftlich angehbar. Erst die jüngste Zeit führte zu neuen Ansätzen eines Verständnisses der Differenzierungs- und Umprägungsphänomene, der Zell- und Gewebsinteraktionen, die dabei ablaufen und an den Formbildungen mit teilhaben, und wir wollen hinzufügen, daß mit zunehmender Kenntnis das Staunen und die Ehrfurcht sicher nicht geringer geworden sind.

Erst in jüngerer Zeit setzt in den Beziehungen zwischen Morphologie und Klinik der technische Fortschritt erneut ein, der nun mit Entwicklung der Computertomographie zu einer Makromorphologie in der klinischen Diagnostik führte, die vom Internisten oder dem Radiologen – und am besten beiden – eine ganz ausgezeichnete Kenntnis der Anatomie der computertomographischen Querschnitte erfordert, zugleich aber auch die der makromorphologischen Pathologie dieser Schnittebenen.

Da nun darüber hinaus die Sonographie auf bestimmten Gebieten, wie etwa der Hohlraumdarstellung, völlig neue Einsichtmöglichkeiten bewirkte, wurde eine weitere Dimension in der Erfassung morphologischer Veränderungen im Inneren des Körpers während der klinischen Diagnostik erschlossen. Ich erinnere nur an das Ergebnis hieraus, daß nunmehr klinisch bei regelmäßiger Sonographie die Häufigkeiten von Gallensteinen denen gleichen, die früher nur aus pathologischen Instituten bei Reihenuntersuchungen berichtet werden konnten. Daß nun das jüngste der bildgebenden Verfahren, nämlich die NMRI-Technik, Bilder von gestörter Morphe liefert, die aber auf der Erfassung bestimmter biochemischer Parameter beruhen und somit zusätzliche neue Informationen erbringen, führt nun dazu, daß in der Klinik letztlich eine Makromorphologie existiert, die vor wenigen Jahrzehnten noch ganz undenkbar war. Wer hätte sich schon vorstellen können, daß etwa die polypösen Thromben einer Endocarditis polyposa vom Internisten echokardiographisch gut dargestellt werden können, daß Pseudozysten bei der Pankreatitis diagnostiziert und lokalisiert werden können oder daß im Gehirn Ausfallbezirke durch Blutungen von ischämisch bedingten Nekrosen unterschieden werden können?

Mit der Einführung der Endoskopie, also einer weiteren methodischen Fortentwicklung in der Diagnostik, ist der gesamte Verdauungstrakt mit all seinen krankhaften Veränderungen nicht nur einer Diagnostik durch Gewebsentnahmen zugänglich geworden, die makroskopische Besichtigung der jeweils in Frage kommenden pathologischen Veränderungen war vor der Einführung der Endoskopie in dieser Form nicht möglich, und hier ist durch diese klinisch-diagnostische Methode die spezielle Pathologie dieses Organsystems entscheidend ergänzt und verbessert worden. Hinzu kommt, daß die Möglichkeit einer Verlaufsbeobachtung zugleich den Weg zu einer wirklichen Morphologie, also einer Beobachtung der Strukturveränderung in der Zeiteinheit, freigegeben hat. Dabei ist der endoskopisch tätige Kliniker ein perfekter Makromorphologe, er muß dies auch sein, da prognostisch differente Erkrankungen bereits makroskopisch durchaus diagnostiziert werden können und auch müssen, um bei den weiteren Aufklärungen, etwa Gewebsentnahmen, das richtige diagnostische und teilweise auch therapeutische Vorgehen zu gewährleisten.

Damit sind wir beim letzten methodisch entscheidenden Abschnitt in der Wechselbeziehung zwischen Morphologie und klinischer Diagnostik, nämlich der Biopsie. Als vor etwa 100 Jahren die bei der Autopsie gewonnenen und an Operationspräparaten vertieften Erkenntnisse, etwa über den feingeweblichen Aufbau der verschiedenen Geschwulstarten, zu dem Versuch führten, auch an Teilstückchen einer solchen Geschwulst ihr Wesen zu erkennen, wurde diese sog. Stückchendiagnose mit größter Skepsis betrachtet. Sie war der Beginn der Gewebsbiopsien, und tatsächlich bedurfte es auch einer langen Lehrzeit, bis die vielfältigen Fallstricke erkannt wurden und der Weg zu einer zunehmenden Ausweitung der Biopsie innerhalb der Diagnostik möglich wurde. 80% der Tätigkeit des Pathologen sind heute dieser bioptischen, also in die klinische Diagnostik mit einbezogenen Untersuchungsmethodik gewidmet. Diese Mikromorphologie im Rahmen der klinischen Diagnostik nimmt in der Quantität dauernd zu, wohl eben weil der Stellenwert innerhalb der klinischen Diagnostik an Bedeutung gewonnen hat; daran ist aber wahrscheinlich maßgeblich eine qualitative Verbesserung der Aussagefähigkeit mitbeteiligt, die in den letzten Jahren in einem ungeahnten Ausmaß stattgefunden hat. Begonnen hatte die Entwicklung vor 40 Jahren mit der Histochemie, dem Versuch, in die Morphologie hinein Funktionsparameter zu projizieren, und schon damals stand die Immunhistochemie als Technik im Prinzip zur Verfügung, ihre explosionsartige Entwicklung war aber abhängig von den Fortschritten der allgemeinen Immunologie. Es sind heute bereits über 100 derartiger immunhistochemischer Spezialverfahren im praktisch-diagnostischen Einsatz, und nicht nur in der Forschung, ob es sich dabei um den Nachweis von membranassoziierten Antigenen, Rezeptoren, Zytoskelettstrukturen oder um sog. Tumormarker handelt, um den Nachweis integrierter DNS-Sequenzen oder Protoonkogenen mit Hilfe der In-situ-Hybridisierungstechniken oder um Immunenzymhistochemie, die die klassische Enzymhistochemie ergänzt und sogar im ultrastrukturellen Bereich in der klinischen Diagnostik einsetzbar ist. All dies zeigt den Umfang der Entwicklung, aber auch, daß nunmehr in breitestem Maße das Bemühen der Morphologie zum Erfolg geführt hat, in die morphologische Veränderung hinein Parameter für die gestörte Funktion zu projizieren. Der Brückenschlag zur Erfassung von Strukturstörung und Funktionsveränderung ist hier im Ansatzpunkt gelungen, und immer dort, wo die methodischen Fortschritte weit genug gegangen sind, zeigt sich sehr rasch, wie eng (nicht nur im molekularen Bereich, sondern auch in den größeren Dimensionen) gestörte Morphe und gestörte Funktion sich wechselseitig bedingen und nachweisbar sind, so daß die Frage nach dem Primat von Funktions- und Strukturstörung z. T. also nur als pseudowissenschaftliche Frage erscheint.

Mit dem Einsatz morphologisch-biotopischer Verfahren in der klinischen Diagnostik sind einige bemerkenswerte Besonderheiten verknüpft, indem z. B. die Einbeziehung der morphologischen Diagnostik in klinische Diagnostik nicht nur eine Verbesserung der klinisch-diagnostischen Aussage bewirkt hat, sondern umgekehrt z. B. die klinisch-biologische Verlaufskontrolle dazu geführt hat, daß einige früher einheitliche morphologische Entitäten in prognostisch differente Subgruppen aufgeschlüsselt werden konnten. Die biologische (klinische) Verlaufskontrolle morphologischer Schlußfolgerungen ist hierbei also zum Instrument methodischen Fortschritts und besserer Erkenntnis geworden.

Die richtige Wertigkeitseinschätzung der morphologischen Diagnostik sowie die optimalen Voraussetzungen setzen erhebliche wechselseitige Kenntnisse in der Kooperation zwischen dem Kliniker und dem Pathomorphologen voraus; im Unterschied zu den innerhalb der klinischen Diagnostik oft gleichzeitig erhobenen Laborbefunden stellt nämlich die histologisch-morphologische, aber auch die zytologische Aussage für sich eine Diagnose, eine Schlußfolgerung dar, die auf einer Fülle von Einzelbefunden beruht, so wie die klinische Diagnose auf einer Fülle von Einzelbefunden, darunter den Labordaten beruht. Im Unterschied zur klinischen Diagnose bezieht sich die pathomorphologische Schlußfolgerung aber nur auf den zur Beurteilung stehenden Gewebsausschnitt und auf den Beurteilungszeitpunkt. Neben einer Gruppe von Strukturveränderungen, die für sich allein so charakteristisch sind, daß sie mit all ihren einzelnen Merkmalen diese klare Schlußfolgerung zulassen, gibt es aber eine Reihe von pathomorphologischen Strukturveränderungen – ich erinnere nur an die in der Stanzbiopsie beobachtbaren Leberveränderungen – die für sich alleine gesehen eine gewisse Schlußfolgerung zulassen, unter Berücksichtigung der klinisch erhobenen Labordaten aber eine wesentlich präzisere, oft die Prognose mitcharakterisierende Aussage ermöglichen. Das klassische extreme Beispiel ist die Feststellung, daß ein Normalbefund einer Leberbiopsie bei Kenntnis klinischer Daten, etwa einer Hyperbilirubinämie, die Aussage zuläßt, daß ein M. Meulengracht vorliegen dürfte.

Überblicken wir noch einmal den gesamten Entwicklungsweg, so zeigt sich, wie vielfältig und oft ineinander verschränkt die Wechselwirkungen zwischen Morphologie und Klinik waren, wobei Wechselwirkungen auf allen begrifflichen Ebenen des Morphologiebegriffs zustande gekommen sind und letztlich nunmehr zu einem breiten Einzug morphologischer Methoden in die klinische Diagnostik geführt haben.

In der geistigen Auseinandersetzung, die innerhalb dieses Wechselspiels die besten Wissenschaftler ihrer Zeit jeweils zu oft sehr konträren Meinungsäußerungen geführt hat, läßt sich heute – ich hoffe, dies kurz in meinen Ausführungen klargemacht zu haben – sagen, daß es letztlich immer nur eine Frage der Dimension, der analytischen Methodik und damit der Erfaßbarkeit ist, ob und inwieweit wir Funktionsstörungen oder Strukturveränderungen unter den jeweils gegebenen pathologischen Bedingungen ausreichend bei Krankheiten realisieren können und wie sie im Netzverbund miteinander verkoppelt sind.

Was aber für die praktische Beziehung zwischen Morphologie und klinischer Diagnostik schon ausgeführt wurde, bedarf vielleicht noch einer abschließenden kurzen Ergänzung. In der außerordentlich stürmischen methodischen Fortentwicklung der letzten Jahre ist im Augenblick noch kein Ende dieses Methoden- und Erfahrungszuwachses absehbar. So erfreulich dies von der Ergebnisseite her ist, so sehr wird bereits jetzt die Frage nach der praktischen Realisierbarkeit in der klinischen Diagnostik im Dauerbetrieb aufgeworfen. In zunehmendem Maße wird die Frage der klinischen Relevanz zum Kriterium des Einsatzes analysierender Spezialmethoden in der Morphologie werden. Vielleicht wichtiger aber wird darüber hinaus im Rahmen der zunehmenden Spezialisierung die Kommunikationsfähigkeit zwischen den Ärzten sein; Organisationsmodelle zu ihrer Verbesserung sind hilfreich, entscheidend sind die

Personen selbst, die über das Ausmaß der Optimierung einer solchen Kooperation entscheiden.

Unter Freunden geht dies besonders gut. Dies so fortzusetzen wünsche ich mir für die nächsten Jahre.

Innere Medizin und Psychiatrie

H. Hippius

Auf diesem Geburtstagssymposion zu Ehren eines Internisten sind zum Thema „Innere Medizin und Psychiatrie" die wesentlichsten Aussagen schon vom Medizinhistoriker (H. Goerke) und vom Internisten (J. Eigler) gemacht worden: Die Psychiatrie hat sich ebenso wie viele andere Fächer aus der inneren Medizin heraus entwickelt – die Psychiatrie ist eine der vielen Töchter, ein Ableger der inneren Medizin, der im Laufe des 19. Jahrhunderts im Zuge der Spezialisierung selbständig wurde.

Nachdem das alles bereits gesagt worden ist, wäre dem historischen Aspekt der Beziehungen zwischen innerer Medizin und Psychiatrie an sich nichts mehr hinzuzufügen – wenn es nicht doch etwas komplizierter wäre!

Blickt man nämlich weiter als nur ins 19. Jahrhundert zurück, so wird man gewahr, daß es in Mitteleuropa bis zum Ausgang des 18. Jahrhunderts – bis zur Französischen Revolution – *innerhalb* der Medizin nichts gab, was sich zur Keimzelle einer dann im Verlauf der nachfolgenden Jahrzehnte aus der Medizin herauswachsenden, eigenständigen Psychiatrie hätte entwickeln können. Bei allen übrigen, sich später zu Spezialfächern etablierenden Disziplinen – von der Kinderheilkunde über die Dermatologie bis zur Neurologie – war das anders; deren Vorläufer waren bis ins 19. Jahrhundert hinein Teile *der* Medizin, deren Basisfächer innere Medizin und Chirurgie den „Mutterboden" der sich dann spezialisierenden klinischen Einzelfächer bildeten.

Die Vorläufer der Psychiatrie standen damals abseits – außerhalb der Medizin. Die Versorgung der psychisch Kranken war bis zum Beginn des 19. Jahrhunderts nicht die Aufgabe von Ärzten. Das war so – von einzelnen Ausnahmen (in Deutschland z. B. vom Juliusspital in Würzburg) abgesehen – im gesamten europäischen Kulturkreis. Anders war die Situation im Einflußbereich des Islams, in dem sich schon (bis nach Spanien hin) seit rund tausend Jahren eine Medizin entwickelt hatte, die das mit einschloß, was später zur Psychiatrie wurde. Das läßt sich leicht aus den Dokumenten über die jahrhundertealten Versorgungsinstitutionen für psychisch Kranke im arabisch-islamischen Kulturkreis entnehmen.

In Mitteleuropa hingegen glichen bis zum Ende des 18. Jahrhunderts die Versorgungseinrichtungen für psychisch Kranke – soweit sie überhaupt vorhanden waren – weit mehr Gefängnissen und waren nur in Ausnahmefällen als Krankenhäuser anzusehen. Das gilt durchaus auch noch für den von Herrn Goerke bereits erwähnten „Narrenturm" in Wien. Erst im Zusammenhang mit der Aufklärung – in der Französischen Revolution – änderte sich dies in den mitteleuropäischen Ländern durchgreifend: Der Umgang mit psychisch Kranken wurde als ärztliche Aufgabe erkannt und als solche von der Medizin und der Gesellschaft akzeptiert. Symbol dieser Entwicklung ist das berühmte Bild, auf dem der französische Arzt Philippe Pinel den Geisteskranken die Ketten abnimmt – Symbol für die im letzten Jahrzehnt des 18. Jahrhunderts vollzogene Umwandlung der Isolierungsinstitutionen in Bicêtre und an der Salpêtrière in Paris zu psychiatrischen Krankenhäusern. Etwa gleichzeitig kam es zu ähnlichen Entwicklungen in anderen Teilen Frankreichs und in Oberitalien, vor allem aber auch in England. In den ersten Jahrzehnten des 19. Jahrhunderts setzte sich diese Integration der Versorgung der psychisch Kranken in die allgemeine medizinische Versorgung dann sehr schnell in allen Ländern Europas durch. So wurde also erst am Beginn des 19. Jahrhunderts das, was später einmal Psychiatrie werden sollte, überhaupt *in die Medizin integriert*. Dieser Prozeß läßt sich für Deutschland daran ablesen, daß ein Teil der bis heute bestehenden psychiatrischen Großkrankenhäuser gerade in dieser Zeit gegründet worden sind.

Die weitere Entwicklung der Psychiatrie als medizinisches Fach wurde dann aber dadurch bestimmt, daß in der gleichen Zeit, in der sich endlich die Integration in die Medizin vollzog, auch schon wieder Kräfte wirksam wurden, deren Ziel es war, die Psychiatrie als Spezialfach zu verselbständigen. So war es das zeitliche *Nebeneinander von Integrations- und Ablösungskräften*, das von Anfang an die Sonderstellung der Psychiatrie innerhalb der Medizin charakterisiert hat.

Die für die Psychiatrie eigentümliche Gleichzeitigkeit von Integration und separierender Spezialisierung im 19. Jahrhundert vollzog sich nun auf verschiedenen Ebenen (z. B. auf den Ebenen der Krankenversorgung, der Ausbildung der Ärzte, der Lehre an den Universitäten, der Forschung sowie nicht zuletzt hinsichtlich der Theorienbildung) und mit unterschiedlichen Schwerpunkten und Auswirkungen. Die Ergebnisse waren in sich widersprüchlich, nicht selten heftig umstritten und beeinflußten in dieser Zwiespältigkeit bis in unsere Zeit hinein die Entwicklung der gesamten Medizin. Das fand in der Zeit der Romantik seinen Niederschlag in den Auseinandersetzungen um die Theorien der sog. „Psychiker"; in unserer Zeit gibt es eine gewisse Parallele zum Ideenstreit zwischen „Psychikern" und „Somatikern" in den Auseinandersetzungen um die Bedeutung und Rolle der „psychosomatischen Medizin". In all diesen nun schon mehr als 150 Jahre andauernden Diskussionen spiegelt sich in jeder Zeit vor allem das Verhältnis zwischen innerer Medizin und Psychiatrie wider!

Bewußt simplifizierend wage ich zu sagen: Die Beziehungen zwischen den Fächern innere Medizin und Psychiatrie spielen für die Entwicklung der gesamten Medizin seit Beginn des 19. Jahrhunderts bis in unsere Gegenwart hinein eine entscheidende Rolle. Beide Fächer verdanken einander richtungweisende Impulse, wenn das Wechselspiel und der Austausch intensiv war. Nachteilige Entwicklungen – nicht nur für die beiden Fächer selbst, sondern für die gesamte Medizin – bahnten sich aber immer dann an, wenn der Kontakt und der Austausch darniederlag, womöglich verlorenging. Für beide Fächer nachteilig waren aber auch die Zeiten, in denen Einflüsse wirksam wurden, die darauf abzielten, bestimmte Bereiche der inneren Medizin möglichst weitgehend zu „psychiatrisieren" – und die Zeiten, in denen versucht wurde, die Psychiatrie auf einen engen „biologisch-somatischen" Ansatz einzuengen, gewissermaßen zu einem schmalen Teilgebiet einer obendrein noch konzeptionell engen „inneren Medizin" zu machen.

Diese Behauptung läßt sich durch einen kurzen historischen Überblick belegen.

1811 wurde in Leipzig zum ersten Mal an einer deutschen Universität ein Lehrstuhl für „psychische Therapie" eingerichtet. Auf diesen Lehrstuhl wurde Johann Christian August Heinroth berufen, der diesen Lehrstuhl innehatte, bis er 1843 im Alter von 70 Jahren starb.

Die Errichtung eines Lehrstuhls für „psychische Therapie" an einer deutschen Universität schon vor 175 Jahren, die Berufung eines bedeutenden Gelehrten auf diesen Lehrstuhl und dessen lange, 32jährige Lehrtätigkeit werden gern als Beweis dafür angeführt, daß von dieser Zeit an – in zeitlich engem Zusammenhang mit der Integration der praktischen Versorgung der psychisch Kranken in die Medizin – die Psychiatrie nun auch an den Universitäten als medizinisches Lehr- und Forschungsgebiet vertreten gewesen sei.

In dieser Überzeugung fühlt man sich noch bestärkt durch die Feststellung, daß in dieser Zeit bereits die ersten Abhandlungen in deutscher

Sprache über die Psychiatrie veröffentlicht wurden (1802: J. Chr. Hoffbauer; 1811: A. Haindorf).

Wenn man dann noch erfährt, daß sogar der Begriff „Psychiatrie" in dieser Zeit – in den ersten Jahren des vorigen Jahrhunderts – von einem Professor der Medizin einer deutschen Universität geprägt wurde, wird man dies womöglich für ein weiteres, besonders sicheres Indiz dafür halten, daß die Psychiatrie von nun an auch an den Universitäten gelehrt worden sei. Der Begriff „Psychiatrie" stammt von Johann Christian Reil, der 1810 als Professor der Medizin von Halle an die Universität Berlin berufen wurde.

Alle diese Fakten scheinen dafür zu sprechen, daß am Beginn des 19. Jahrhunderts parallel zum Aufbau der Krankenhausversorgung für psychiatrische Patienten im Rahmen der Medizin die Psychiatrie auch an den Universitäten Fuß gefaßt hatte und bereits in dieser Zeit erste Ansätze zu einer Spezialisierung als eigenständiges Fach habe erkennen lassen. Doch diese Annahme ist falsch!

Vieles, was damals an den Universitäten unter dem Begriff „Psychiatrie" subsumiert wurde, hat nämlich sehr wenig mit dem zu tun, was wir heute unter „Psychiatrie" als einer klinischen Fachdisziplin verstehen. Schon der Titel des bekanntesten Buchs von J. Chr. Reil müßte an sich hinsichtlich eilfertiger Interpretationen zur Vorsicht mahnen. Reil bezeichnete seine 500 Seiten starke Schrift als „Rhapsodieen über die Anwendung der psychischen Curmethode auf Geisteszerrüttungen". Die Lektüre dieses Buchs ist auch heute immer noch interessant – in manchen Passagen sogar ausgesprochen amüsant. Außerdem enthält das Buch auch viele Hinweise auf heute noch aktuelle Fragen und Probleme. So findet man bei Reil z. B. erste Ansätze für Behandlungsmethoden, die man heute als Psychotherapie bezeichnen würde. Reil hat sich außerdem mit einigen anderen unverändert aktuellen und praktisch wichtigen Problemen befaßt. So erörtert er die Frage, ob es zweckmäßig sei, therapeutische Institutionen („Heilanstalten") und Einrichtungen für die langfristige Pflege chronisch Kranker („Aufbewahrungsanstalten") zusammenzuführen oder voneinander getrennt einzurichten. Und schließlich klingen manche seiner Formulierungen – zumindest in den Ohren von Vertretern der medizinischen Außenseitermethoden – sogar so, als stammten sie aus unserer Zeit; das ist z. B. der Fall, wenn er schreibt: „Die psychische Methode gehört in das Gebiet der praktischen Erfahrungsheilkunde."

Letztlich haben Reils „Rhapsodien" jedoch sehr wenig mit dem zu tun, was die Psychiatrie heute als Teilgebiet der Medizin darstellt. In den „Rhapsodien" nehmen nämlich philosophische Gedanken den größten

Raum ein – philosophische Betrachtungen über den Menschen, über Gesundheit und Krankheit, über die Heilkunde und die Psychologie. Alle diese phantasievollen, oft auch reichlich spekulativen Gedanken hat Reil in blumenreicher, gelegentlich pathetischer Sprache niedergeschrieben – also ganz so, wie man es von uns Psychiatern heute mitunter noch erwartet und manchmal auch noch angeboten bekommt! Letztlich konnten das unsere psychiatrischen Vorväter aber doch noch sehr viel besser. Und so lohnt es sich schon deswegen, auch heute noch in den „Rhapsodien" von Reil zu lesen – doch man sollte diese nicht für eine Grundlegung der Psychiatrie als medizinische Fachdisziplin ansehen.

Das gleiche gilt auch für die meisten Schriften von Heinroth und die der anderen „Psychiker", von denen zwei besonders genannt werden sollen: der Maler und Arzt Carl Gustav Carus, ein Freund Goethes, und der Dichter und Arzt Justinus Kerner, dessen man sich wegen der 200. Wiederkehr seines Geburtstags (18. 9. 1786) gerade in diesen Tagen erinnern wird. Heinroth, Carus, Kerner und alle anderen „Psychiker" waren zwar in ihrem eigenen Selbstverständnis „Gründerväter" der Psychiatrie und werden als solche auch heute noch gern in Anspruch genommen. Doch das ist wohl – wenn überhaupt – nur bei sehr weitherziger Beurteilung des Wirkens und des Werks der „Psychiker" berechtigt. Von C. G. Carus gibt es zwar durchaus medizinisch-naturwissenschaftliche Schriften (z. B. eine vergleichende Darstellung des Nervensystems); Resonanz hatte und hat bis heute aber vor allem sein philosophisch-psychologisches Buch „Psyche", das er als eine „Entstehungsgeschichte der Seele" bezeichnete und in dem er als erster Betrachtungen über das Phänomen des „Unbewußten" anstellte.

Justinus Kerner wurzelt mit seinem Denken im Okkultismus. Heinroths Schriften sind in großen Teilen skurril formulierte, verschrobene, theologisch-religiöse Abhandlungen. Als frühe Beiträge zu einer sich entwickelnden Psychiatrie können alle diese Werke nicht angesehen werden. Zu dieser kritischen Bewertung der „Psychiker" muß man kommen, wenn man z. B. in dem von Heinroth 1818 verfaßten *Lehrbuch der Störungen des Seelenlebens* liest: „Seele! Großes, bedeutungsvolles Wort! Einziger Schatz des Menschen! Wesenheit seiner selbst! Wie würdiget man Dich herab, indem man Dich zur Sklavin des Leibes macht! Ja, wie würdiget man Dich schon herab, indem man Dich als einen Leichnam betrachtet, den man mit dem Messer zerlegen kann; oder als ein chemisches Produkt, das sich in seine Elemente auflösen kann; oder als ein mechanisches Kunstwerk, dessen Tätigkeiten sich mathematisch berechnen lassen!"

Das ist keine psychiatrische Abhandlung, sondern ein – mit polemischen Spitzen gegen die Anatomie und die Physiologie gewürzter – philosophisch-moralisierender Traktat!

Der im Rahmen der medizinischen Fakultäten im ersten Drittel des vorigen Jahrhunderts vertretene und gelehrte romantische Idealismus vermengt auf eine wunderliche Art und Weise theologische Anschauungen und physikalische Gesetze. Daraus entsteht eine *Theorie* der Psychiatrie, ja der gesamten Medizin, die sich von den auch auf die *Praxis* des Umgangs mit Geisteskranken gerichteten Impulsen der Aufklärung schon sehr bald wieder ein großes Stück entfernt. So hat Heinroth – von dem übrigens die Begriffe „Psychosomatik" und „psychosomatisch" stammen – die These vertreten, daß der Mensch unter dem Einfluß der *Sünde* den Bereich des Geistes und der Freiheit verlassen würde („Bei den Seelenstörungen ist die Seele unmittelbar erkrankt, und diese Erkrankung hat ihre Quelle in der Sünde; das körperliche Leiden dabei ist mehr als ein zufälliges und sekundäres zu betrachten"). Die Geisteskrankheiten seien ein Fallen in das Reich niederer Kräfte; die davon Betroffenen würden unter dem Einfluß der Schwerkraft magnetisch und finster.

Daß die psychiatrischen Lehrstühle damals eher eine allgemein-philosophische und keine klinisch-medizinische Bedeutung für die Fakultäten hatten, läßt sich leicht daran ablesen, daß es offensichtlich keine Schwierigkeiten bereitete, einen einmal errichteten Lehrstuhl für lange Zeit unbesetzt zu lassen. An die Lehrstühle waren nämlich zumeist keine praktisch-psychiatrischen Versorgungsaufgaben für Patienten geknüpft. Deshalb ist es auch verständlich, daß oft viele Jahre vergingen, bis für die psychiatrischen Lehrstühle im Rahmen der Fakultäten dann auch Kliniken errichtet wurden. So blieb der Heinrothsche Lehrstuhl in Leipzig nach dessen Tod erst einmal 35 Jahre unbesetzt – und eine psychiatrische Klinik wurde erst 1882, also 71 Jahre nach Errichtung des Lehrstuhls, in Betrieb genommen! In Bayern verstrichen zwischen Errichtung des ersten Lehrstuhls in Erlangen (1846) und der Inbetriebnahme der dazugehörigen Klinik (1903) immerhin auch noch 57 Jahre.

Bis zur Mitte des vorigen Jahrhunderts vollzog sich für die Psychiatrie also eine eigentümliche, in vieler Hinsicht in sich widersprüchliche Entwicklung: In die medizinischen Fakultäten wurde die Psychiatrie durch die Errichtung von Lehrstühlen scheinbar integriert; doch diese Lehrstühle vertraten weniger die klinische Psychiatrie als vielmehr – sehr zeitgebunden – die philosophisch-weltanschaulichen Grundlagen der gesamten Medizin! Andererseits kam es in der gleichen Zeit – nachdem nun einmal erkannt worden war, daß die Sorge für die psychisch Kranken eine ärztliche Aufgabe ist – in allen Teilen Deutschlands zur Gründung vieler sog. Irrenanstalten, die jedoch nicht mit den frühen Universitätslehrstühlen verbunden waren. Mit der Gründung dieser Irrenanstalten wurden die heute noch tragenden Fundamente der *klinischen* Psychiatrie geschaffen, zu denen erst sehr viel später psychiatrische Universitätskliniken hinzukamen. Diese Anstaltsgründungen sind im wesentlichen sog. „Somatikern" zu verdanken, die sich – wie z. B. F. Nasse und M. Jacobi – gegen die Vormachtstellung der „Psychiker" an den Universitäten zur Wehr setzten.

So eminent wichtig die der Schule der „Somatiker" zugehörigen Psychiater für den Aufbau der praktischen Psychiatrie in der ersten Hälfte des 19. Jahrhunderts auch waren, für die Grundlegung der Psychiatrie als Wissenschaft ist ihre Bedeutung nicht viel größer als die der „Psychiker". Auch die Somatiker beschäftigten sich nämlich in ihren Auseinandersetzungen mit den Psychikern im wesentlichen nur unter allgemein-philosophischer Perspektive mit grundsätzlichen Problemen der Medizin, mit dem Leib-Seele-Problem, mit den prinzipiellen Fragen von Gesundheit und Krankheit.

Man muß sich also eingestehen: Für die Medizin als Wissenschaft liegen die Verdienste der ersten großen Psychiater an den Universitäten (der Psychiker *und* der Somatiker) in den vielen *Anregungen und Ideen*, die sie im philosophisch-weltanschaulichen und anthropologischen Kontext der *gesamten Medizin* vermittelt haben! Demgegenüber haben die Psychiater der ersten Hälfte des vorigen Jahrhunderts innerhalb der medizinischen Fakultäten keine echten Beiträge zur Grundlegung einer Psychiatrie als *klinische und wissenschaftliche Disziplin* der Medizin geleistet.

Diese Anstöße kamen für die Psychiatrie erst um die Mitte des 19. Jahrhunderts – sie kamen aus der inneren Medizin!

Der 1817 geborene Internist Wilhelm Griesinger hatte nach Abschluß seines Medizinstudiums einige Zeit in seiner schwäbischen Heimat an einer „Irrenanstalt" gearbeitet. Seit dieser Zeit setzte er sich für die Errichtung von selbständigen psychiatrischen Kliniken an den Universitäten ein. Er tat dies auch dann noch, als er 1854 37jährig auf einen Lehrstuhl für innere Medizin nach Kiel berufen worden war und die dortige medizinische Klinik übernommen hatte. Von Kiel ging er später als Internist nach Tübingen und Zürich – und verfolgte auch dort weiterhin das Ziel, einen von vornherein mit einer selbständigen psychiatrischen Klinik verbundenen Lehrstuhl zu schaffen. Seine Bemühungen führten erst zum Ziel, als er 1865 nach Berlin auf den nach dem Tode des prominenten „Psychikers" Carl Wilhelm Ideler (1860) schon seit fast fünf Jahren verwaisten Lehrstuhl berufen wurde. Bereits zwei Jahre später (1867) wurde die auf Betreiben Griesingers errichtete erste selbständige psychiatrische Klinik in Deutschland – die Nervenklinik der Berliner Charité – eröffnet.

Griesinger hatte schon einige Jahre vor der Übernahme seiner ersten Professur für innere Medizin in Kiel ein Buch geschrieben, dessen Titel an das Buch von Heinroth erinnert: 1845 erschien in 1. Auflage die *Pathologie und Therapie der psychischen Krankheiten*; die berühmte 2. Auflage kam dann 1861 – also vor genau 125 Jahren – heraus. Wenn auch die Titel der Bücher von Heinroth und Griesinger einander ähneln – es handelt sich um grundverschiedene Bücher! Bei Griesinger war kein Raum für philosophische Spekulationen; er schrieb als Internist das erste an der klinischen Empirie orientierte, heute in vielen Punkten noch aktuelle Lehrbuch der Psychiatrie. Griesinger hat als akademischer Lehrer und Kliniker und mit seinem Lehrbuch entscheidend dazu beigetragen, daß dann seit der Mitte des vorigen Jahrhunderts an vielen medizinischen Fakultäten in Deutschland psychiatrische Universitätskliniken als Lehr- und Forschungsstätten errichtet wurden. Mit dieser von Griesinger angebahnten Entwicklung wurde an den deutschen Universitäten die merkwürdige Konstellation überwunden, daß es zwar vielerorts Lehrstühle für Psychiatrie gab, daß deren Inhaber jedoch Psychiatrie nicht als Teil der Heilkunde lehrten, sondern sich statt dessen fast ausschließlich mit philosphisch-weltanschaulichen Problemen der gesamten Medizin befaßten. Das Nachdenken über die philosophisch-geistigen Grundlagen der Medizin und der wissenschaftliche Disput hierüber sind selbstverständlich eine unabdingbar notwendige Aufgabe der medizinischen Fakultäten; die Medizin darf zu keiner Zeit der Reflexion ihrer philosophischen und anthropologischen Grundpositionen ausweichen. Doch diese Aufgabe stellt sich für *alle* Fächer der Medizin und darf nicht in ein einzelnes Fach der Medizin verwiesen werden. Geschieht dies dennoch, so besteht die Gefahr, daß die Vertreter dieses Fachs – wie die „Psychiker" in der Zeit der Romantik – aus den Augen verlieren, daß sie nicht nur Philosophen sein können, sondern vor allem auch praktisch handelnde Ärzte sein müssen.

Meiner Ansicht nach kann dieser Gefahr am wirksamsten durch engen *Kontakt und Austausch zwischen innerer Medizin und Psychiatrie* begegnet werden.

Die Psychiatrie muß sich immer dessen bewußt bleiben, daß sie als Teilgebiet der Medizin stets zwei Aufgaben hat: einerseits ist sie als *klinische Disziplin* der Teil der Heilkunde, der für die psychisch Kranken zuständig ist; diese Aufgabe kann sie nur erfüllen, wenn sie über den

Kontakt und den Austausch mit der inneren Medizin (und der Neurologie) letztlich mit der Gesamtheit der Medizin als Heilkunde in Verbindung bleibt. Andererseits ist die Psychiatrie aber auch der Teil der Medizin, der zuerst und am nachhaltigsten von *Zeitströmungen* erfaßt und beeinflußt wird; und diese Einflüsse müssen die Psychiatrie und die innere Medizin an die anderen Fächer der Medizin herantragen.

Die besondere Offenheit und Empfänglichkeit der Psychiatrie für Einflüsse des „Zeitgeistes" haben positive und negative Aspekte. Auf diesem Wege können der gesamten Medizin wichtige Impulse vermittelt und Fortschritte erzielt werden; die Offenheit und Empfänglichkeit für zeitgeschichtliche Einflüsse kann aber auch zu schrecklichen Verirrungen führen. Das schlimmste Beispiel für Auswirkungen der *„Ideologieanfälligkeit" der Psychiatrie* (P. Matussek) ist deren Mißbrauch in der Zeit des Nationalsozialismus, in der Geisteskranke unter Verweisung auf angeblich „wissenschaftliche Erkenntnisse" der Psychiatrie getötet wurden.

Diese entsetzlichen Verirrungen der Psychiatrie in unserer jüngeren Vergangenheit dürfen jedoch nicht dazu führen, daß sich die Psychiatrie von der Aufgabe zurückzieht, in gewisser Weise einer der „Seismographen" der Medizin für zeitgeschichtliche Ideen und Strömungen zu sein. So paradox das jetzt klingen mag: diese Funktion hat die Psychiatrie mit ihren Vertretern in der Zeit der Romantik am Beginn des vorigen Jahrhunderts durchaus erfüllt. Aber z. B. hinsichtlich der Erkenntnisse und Impulse, die von Sigmund Freud und von der Psychoanalyse ausgegangen sind, hat die Psychiatrie diese Aufgabe nicht erfüllt. Dieses Versäumnis geriet zum Schaden der gesamten Medizin. Denn nur so konnte es geschehen, daß sich zwischen innerer Medizin und Psychiatrie ein Bereich etablierte, dessen Vertreter heute mit Vehemenz einen Autonomieanspruch als Spezialfach neben der inneren Medizin und der Psychiatrie und allen anderen klinischen Disziplinen erheben: das ist die *psychosomatische Medizin.*

Es ist nicht zu bestreiten, daß die seit Beginn unseres Jahrhunderts gewonnenen tiefenpsychologischen und psychodynamischen Erkenntnisse nach kritischer Überprüfung in die Medizin hätten Eingang finden müssen – doch diesem notwendigen Prozeß steht inzwischen ausgerechnet die Etablierung einer autonomen und sich gegen alle Fächer der Medizin abgrenzenden psychosomatischen Medizin als größtes Hindernis im Wege. Die Vertreter der eigenständigen psychosomatischen Medizin wollen das natürlich nicht wahrhaben. Aber viele von ihnen laufen in unserer Zeit Gefahr, in eine ähnliche Position zu geraten wie die „Psychiker" am Beginn des vorigen Jahrhunderts. Als Vertreter der

„reinen", nur tiefenpsychologisch orientierten „Psychosomatik" werden sie zu Verkündern einer medizinischen Anthropologie, die inzwischen wegen ihrer Einseitigkeit in vielerlei Hinsicht in Frage gestellt werden muß. Die Psychosomatiker unserer Zeit verlieren darüber das wichtige Ziel aus den Augen, daß gerade sie es sein müßten, die all das in alle Fächer der Medizin hineinzutragen haben, was zur Fortentwicklung der Medizin beitragen könnte. Das ist jedoch nun nicht nur die Schuld der Vertreter der psychosomatischen Medizin, sondern auch die der Vertreter der inneren Medizin und der Psychiatrie. Beide Fächer haben bisher wenig dazu beigetragen und oft sogar verhindert, daß die für die Heilkunde relevanten psychodynamischen Erkenntnisse der psychosomatischen Medizin in alle anderen klinischen Fächer der Psychiatrie Eingang gefunden haben. Diese Erkenntnisse können der Gesamtheit aller kranken Menschen aber nur auf diese Weise zugute kommen – nicht durch die Etablierung eines Sonderfachs „psychosomatische Medizin", das dann obendrein womöglich noch von einem unangemessenen Elite- und Überlegenheitsgefühl getragen wird.

Gemeinsames Ziel von innerer Medizin und Psychiatrie muß es daher heute sein, aktiv mitzuhelfen, die psychosomatische Medizin im Sinne einer *fachgebundenen psychosomatischen Medizin* in alle klinischen Disziplinen zu integrieren. Dieses Ziel wird nur dann erreicht werden, wenn sich vordringlich gerade die beiden Fächer innere Medizin und Psychiatrie für die Impulse der Psychosomatik öffnen. Dann wird sehr bald die heute immer wieder und oft mit ideologischer Vehemenz vertretene Forderung nach einer eigenständigen psychosomatischen Medizin überholt sein.

Eine ähnliche Aufgabe haben innere Medizin und Psychiatrie übrigens auch hinsichtlich der Integration der Erkenntnisse der modernen *Sozialwissenschaften* in die Medizin. Nur durch diese Integrationen können auf lange Sicht bedenkliche Entwicklungen zu neuen Spezialdisziplinen vermieden werden, wie sie sich in einigen Fächern bereits anbahnen (z. B. „Sozialpsychiatrie", „Sozialpädiatrie"). Besonders ungünstig sind solche Entwicklungen vor allem dann, wenn ein derartiges neues Fach, wie etwa die sog. Sozialpsychiatrie eine Gegenposition zum klinischen Ursprungsfach bezieht.

Innere Medizin und Psychiatrie müssen gemeinsam einen Weg beschreiten, der das Ziel hat, die Integration tiefenpsychologisch-psychodynamischer, psychosomatischer und sozialwissenschaftlicher Erkenntnisse in alle klinischen Fächer zu bewirken. Beide Fächer müssen durch ihr Zusammenwirken verhindern, daß sich zwischen ihnen autonome Zwischenbereiche auftun, die in Zukunft direkte Wechselwirkungen zwischen innerer Medizin und Psychiatrie erschweren und womöglich sogar behindern werden.

Wenn man als Psychiater dieses Ziel vor Augen hat, muß man nach Gesprächspartnern in der inneren Medizin suchen. Hier in München war es nun nicht nur die räumliche Nachbarschaft der Medizinischen Klinik Innenstadt zur Psychiatrischen Klinik, die zu den heute vorgetragenen Überlegungen angeregt hat. Eberhard Buchborn hat vor allem durch seine Kongreßeröffnungsrede als Präsident der Deutschen Gesellschaft für innere Medizin im Jahre 1980 („Die Medizin und die Wissenschaften vom Menschen") und durch den Festvortrag vor dem Stifterverband für die Deutsche Wissenschaft im Jahre 1984 („Spezialisierung und Integration – Medizin zwischen wissenschaftlicher Begründung und ärztlichem Heilauftrag") Anstöße zum Nachdenken über diese Probleme gegeben. E. Buchborn war es auch, der schon seit vielen Jahren in „Editorials" der Zeitschrift *Der Internist* immer wieder neue Gesichtspunkte aufgezeigt hat, die das Verhältnis zwischen innerer Medizin und Psychiatrie bestimmen. Dafür sei ihm, dem Internisten, an seinem 65. Geburtstag von einem Psychiater herzlich gedankt. Diesen Dank an E. Buchborn verbinde ich mit dem Wunsch, daß nicht nur die Internisten, sondern auch möglichst viele meiner Fachkollegen immer wieder einmal lesen, was aus seinen erwähnten großen Reden und aus seinen Einführungsaufsätzen im „Internisten" angeregt hat zum Nachdenken über

„Innere Medizin und Psychiatrie".

Literatur

Hinweis: Die wichtigsten Informationen zur Geschichte der Psychiatrie im 19. Jahrhundert finden sich bei W. Leibbrand und P. Pichot. Dort sind auch die verschiedenen wörtlichen Zitate abgedruckt.
Dem Anhang des Buchs von K. Kolle *Die Lehr- und Forschungsstätten für Psychiatrie, Neurologie, Neurochirurgie und Neuropathologie im deutschen Sprachgebiet* sind die Informationen über W. Griesinger und die Daten über Lehrstuhl- und Klinikgründungen entnommen worden.

Buchborn E (1972) Editorial zum Thema „Psychosomatische Medizin". Internist 13:401–402
Buchborn E (1982) Die Medizin und die Wissenschaft vom Menschen. In: Lasch HG, Schlagel B (Hrsg) Hundert Jahre Deutsche Gesellschaft für innere Medizin. Bergmann, München
Buchborn E (1984 a) Editorial zum Thema „Psychosomatische Medizin". Internist 25:653

Buchborn E (1984 b) Ergebnisse der Psychotherapieforschung bei psychosomatischen Erkrankungen. Internist 25:674–681

Buchborn E (1984 c) Spezialisierung und Integration – Medizin zwischen wissenschaftlicher Begründung und ärztlichem Heilauftrag. (Festvortrag auf der Mitgliederversammlung des Stifterverbands für die Deutsche Wissenschaft, Berlin, 11. 5. 1984)

Carus CG (1814) Versuch einer Darstellung des Nervensystems und insbesondere des Gehirns nach ihrer Bedeutung, Entwicklung und Vollendung im thierischen Organismus. Breitkopf & Härtel, Leipzig

Carus CG (1846, ²1860, Nachdruck 1964) Psyche – zur Entwicklungsgeschichte der Seele. Wissenschaftliche Buchgesellschaft, Darmstadt

Griesinger W (²1867) Die Pathologie und Therapie der psychischen Krankheiten für Ärzte und Studierende. Krabbe, Stuttgart

Haindorf A (1811) Versuch einer Pathologie und Therapie der Gemüths- und Geisteskrankheiten. Osswald's Universitätsbuchhandlung, Heidelberg

Heinroth J (1818) Lehrbuch der Störungen des Seelenlebens oder der Seelenstörungen und ihrer Behandlung. Vogel, Leipzig

Heinroth J (1839) Der Schlüssel zu Himmel und Hölle im Menschen oder über die moralische Kraft und Passivität. Ein Beitrag zur Seelenheilkunde. Lehnhold, Leipzig

Hoffbauer JC (1802) Untersuchungen über die Krankheiten der Seele und die verwandten Zustände. Hahn, Halle Hannover

Jacobi M (1830) Beobachtungen über die Pathologie und Therapie der mit Irreseyn verbundenen Krankheiten. Schönian'sche Buchhandlung, Elberfeld

Kerner J (1986) (zit. nach Marbacher Magazin, Sonderheft 39: „Justinus Kerner – Dichter und Arzt – 1786–1862")

Kolle K (1956) Große Nervenärzte, Bd. 1. Thieme, Stuttgart

Leibbrand W (1937) Romantische Medizin. Goverts, Hamburg

Leibbrand W (1956) Die spekulative Medizin der Romantik. Claassen, Hamburg

Matussek P (1976) Die Ideologieanfälligkeit der Psychiatrie. In: Hippius H, Lauter H (Hrsg) Standorte der Psychiatrie. Urban & Schwarzenberg, München, S 119–129

Pichot P (1983) Ein Jahrhundert Psychiatrie. Dacosta, Paris

Reil JC (1803) Rhapsodieen über die Anwendung der psychischen Curmethode auf Geisteszerrüttung. Curt'sche Buchhandlung, Halle

Thiele R (1956) Wilhelm Griesinger 1817–1868. In: Kolle K (Hrsg) Große Nervenärzte, Bd. 1. Thieme, Stuttgart

Beziehungen zwischen Dermatologie und innerer Medizin

O. Braun-Falco

Krankheiten an der Haut sind so alt wie die Menschheit. Gerade bei Hauterkrankungen spielen gefühlsbetonte und soziale Aspekte eine bedeutende Rolle. Die Öffentlichkeit bringt, wie Hans Schuermann es pointiert hat, einem Blinden zumeist tiefes Mitgefühl entgegen; der Schwerhörige oder Taube wird indessen trotz seiner Vereinsamung leicht zum Gegenstand des Spottes, während der Hautkranke oft Ekelgefühl oder Berührungsängste auslöst, wie dies neuerdings auch der Hinweis auf die AIDS-Krankheit zu verdeutlichen vermag. Dies hat seinen tieferen Grund darin, daß der Laie vielfach auch heute noch Erkrankungen der Haut mit Vorstellungen von Unsauberkeit, ausschweifendem Lebenswandel, Schuld oder Infektionsgefahr in Zusammenhang bringt. Daher leiden besonders Menschen mit ausgedehnten Hauterkrankungen wie Ekzemen, Schuppenflechte und solche mit entstellenden Hauterkrankungen, wie etwa Lupus vulgaris oder Lupus erythematodes, oft seelisch sehr schwer; sie vereinsamen und werden nicht selten von ihren Mitmenschen gemieden.

Besonders die Infektionsgefahr von manchen Hauterkrankungen hat dazu geführt, daß die Patienten abgesondert, d. h. ausgesetzt wurden. Es besteht heute kein Zweifel daran, daß viele Menschen mit Lepra oder anderen Infektionskrankheiten ihr Leben als „Ausgesetzte" verbringen mußten, ohne daß es sich um diese Krankheiten gehandelt hat, sondern um andere, ähnliche, nichtinfektiöse Erkrankungen der Haut. Wir wissen, daß besonders im Mittelalter Patienten mit Lepra und Krätze auch innerhalb von Kliniken abgesondert wurden und daß für Patienten mit Geschlechtskrankheiten, speziell für Frauen, die an Syphilis oder Gonorrhö erkrankt waren, sog. geschlossene Stationen in Hautkliniken eingerichtet waren. So bestand auch im 19. Jahrhundert innerhalb der Medizinischen Klinik Innenstadt der Universität München, dem früheren Städtischen Krankenhaus links der Isar eine „Abteilung für Syphilitische und Krätzekranke". Erst im Jahre 1928 wurde auf Drängen von Professor Leo Ritter von Zumbusch das Städtische Krankenhaus Thalkirchnerstraße als Dermatologische Universitätsklinik in Betrieb genommen und die Poliklinik in der Frauenlobstraße eingerichtet. Diese räumliche Trennung zur Medizinischen Klinik Innenstadt hatte aber für die Zusammenarbeit zwischen den beiden Disziplinen keine nachträglichen Folgen. Der 1. Lehrstuhl für Dermatologie in Deutschland wurde übrigens 1863 an unserer medizinischen Fakultät geschaffen; als erster Lehrstuhlinhaber fungierte Professor Dr. J. Lindwurm. Wie eng früher die Beziehungen zwischen den Fachgebieten der inneren Medizin und der Dermatologie gewesen sein müssen, wird auch dadurch markiert, daß Joseph Lindwurm nach dem Tod des damaligen Direktors der Medizinischen Klinik, Prof. Pfeufer, 1869 den dermatologischen Lehrstuhl verlassen hat, um die Nachfolge des Internisten in der Medizinischen Klinik Innenstadt anzutreten. Allerdings sollte dieser Schritt jedoch nicht ohne weiteres als Zeugnis dafür gewertet werden, daß ein dermatologischer Ordinarius gleichzeitig ein höchstqualifizierter Internist sein könnte; aber auch das Gegenteilige scheint mir heutzutage nicht mehr so einfach möglich zu sein.

Bevor wir über Beziehungen zwischen Dermatologie und innerer Medizin sprechen wollen, scheint es mir sinnvoll, an die von der Ärztekammer gegebene heutige Definition unseres Fachgebietes zu erinnern:

> Das Gebiet der Haut- und Geschlechtskrankheiten umfaßt die Erkennung, Behandlung, Prävention und Rehabilitation von Erkrankungen der Haut einschließlich der Unterhaut, der hautnahen Schleimhäute und der Hautanhangsgebilde, der Geschlechtskrankheiten und der nichtvenerischen Erkrankungen der äußeren Geschlechtsorgane, der chronisch-venösen Insuffizienz und des analen Symptomenkomplexes und die Andrologie.

Das *Hautorgan* stellt bekanntlich die äußere Grenzfläche zwischen dem Individuum und seiner Umwelt dar. Wie kein anderes Organ vermittelt es rassische und individuelle Merkmale sowie die Möglichkeit zur physikalischen Kontaktaufnahme mit der Umwelt. Mit etwa 18% des Körpergewichts und mit 1,5–2 m^2 Oberfläche stellt die Haut das bei weitem größte Organ des Körpers dar. Der Vorgang der Evolution hat über verschiedene Umwege dazu geführt, daß sich die Haut des Menschen als ein außerordentlich kompliziert strukturiertes integriertes System darstellt, das unter physiologischen Bedingungen in hervorragender Weise den vielfältigen Funktionen eines Grenzorgans gerecht wird und, wie wir alle wissen, ein geradezu erstaunliches Regenerationsvermögen in sich birgt. Insofern wäre es sicher falsch, die Haut nur als eine folienartige Abschlußhülle des Individuums nach außen zu interpretieren.

Wie wir alle wissen, kann das Hautorgan sowohl vom Körperinnern her als auch von der Umwelt aus über die Grenzen seiner physiologischen Funktion hinaus belastet werden und dann krankhaft reagieren. Dabei können einzelne Systeme der Haut wie beispielsweise die Epidermis, das Pigmentsystem, die Talgdrüsen oder das Bindegewebe isoliert erkranken oder auch gleichzeitig mehrere Hautsysteme; dies läßt eine Vielzahl von Hautkrankheiten erwarten, ganz abgesehen von zahlreichen Infektionskrankheiten und den neoplastischen Erkrankungen der Haut. So ist es eigentlich nicht verwunderlich, daß in unseren Breiten etwa 20% aller Patienten einen Allgemeinarzt ausschließlich wegen einer Hauterkrankung konsultieren. In subtropischen oder gar tropischen Gebieten machen Hautkrankheiten, bedingt durch viele infektiöse Dermatosen, mit denen wir übrigens wegen der kleingewordenen Welt unserer Tage immer mehr als „Urlaubsdermatosen" konfrontiert sind, bis zu 40% aller Krankheiten aus.

Daß bezüglich der *Erkennung und Behandlung von Hauterkrankungen* allgemein noch immer viel Unsicherheit besteht, ergibt sich aus der Tatsache, daß in größeren allgemeinmedizinischen Zeitschriften bis zu 20% und mehr aller „Fragen aus dem Leserkreis" rein dermatologische Fragestellungen betreffen. Dies liegt teilweise in der Dermatologie selbst begründet, nämlich in der Schwierigkeit des Erlernens von dermatologischer Diagnostik und Differentialdiagnostik, zum anderen aber auch an der ungenügenden Ausbildung unserer Studenten infolge zu hoher Studentenzahlen. Dermatologen haben stets ihr Fach nicht nur als Organfach aufgefaßt, sondern darauf verwiesen, daß die Haut mit ihren integrierten Strukturen und Funktionen wie kein anderes System unseres Organismus geradezu prädestiniert ist, Zusammenhänge mit dem Gesamtorganismus aufzuzeigen und mit Vertretern anderer Fachgebiete zu kooperieren; dabei ergeben sich erfahrungsgemäß die meisten sachlichen Bezüge zur inneren Medizin.

Jede hautärztliche Tätigkeit beginnt nach einer sorgfältigen Anamnese mit der Darstellung des Hautbefunds, d. h. mit dem optischen Erfassen und der Beschreibung von Lokalisation, Verteilung und morphologischer Struktur der bestehenden Hauterscheinungen. „Was ist das Schwerste von Allem, was Dir das Leichteste dünkt; zu Sehen mit den Augen, was vor den Augen Dir liegt"; diesen Satz aus Goethes *Xenien* findet man mit Recht in Hörsälen dermatologischer Kliniken. Bewußtes Sehen, Erkennen und Einordnung sind die primären Leistungen eines jeden Hautarztes. Erst den Zeitpunkt, zu dem sich auch die Dermatologie nach dem Vorbild des schwedischen Naturforschers Karl von Linné (1707–1778) zur exakten Beobachtung, Klassifikation und Systembildung bekannte, kann man als die Geburtsstunde der wissenschaftlichen Dermatologie benennen. Diese analytische Phase unseres Faches ist untrennbar verbunden mit dem Namen des Wiener Professors an der K. u. K. medizinisch-chirurgischen Akademie, Joseph Jakob Plenk, der in seiner *Doctrina de morbis cutaneis* Hautkrankheiten mit genau definierten *Hautblüten,* den *Effloreszenzen,* erfaßte. Jeder, der sich mit der Erkennung und Abgrenzung von Hauterkrankungen beschäftigen will, muß sich auch heute noch zunächst diese Effloreszenzenlehre zu eigen machen, d. h. die Kenntnis jener primär an der Haut auftretenden und durch Weiterentwicklung oder Umwandlung sich ändernden Einzelerscheinungen, die, wie bereits Darier betont hat, gleichsam die Buchstaben eines Alphabetes sind, welches den Arzt befähigt, an der Haut zu lesen und abzugrenzen. Wer sich darum nicht bemüht, wird nie Hauterkrankungen erkennen und abzugrenzen lernen. So bleibt klinische Dermatologie primär klinische, d. h. makroskopische Morphologie! In der Tat kann von einem befähigten Hautarzt bei 90% seiner Patienten mit verhältnismäßig wenigen Hilfsmitteln, wie Anamnese, Inspektion, Diaskopie und Palpation die richtige Diagnose sofort gestellt werden. Damit ist allerdings nur die erste Phase hautärztlicher Tätigkeit beim Patienten markiert.

Die zweite Phase dermatologischer Tätigkeit betrifft das Bemühen um die *Aufklärung von Kausalzusammenhängen.* Hier stoßen wir an die Grenzen der klinischen Morphologie. Wir wissen nämlich von zahlreichen Hauterkrankungen, daß die Reaktionsmuster der Haut trotz deren anatomisch so komplizierten Aufbaus unter pathologischen Bedingungen relativ begrenzt einförmig sind; mit anderen Worten: klinischmorphologisch identische Hauterscheinungen können durch ganz verschiedene Ursachen bedingt sein. Einem morbilliformen oder scarlatiniformen Exanthem allein sieht man seine Ursache, z. B. Virusinfektion oder Arzneimittelreaktion ebensowenig an wie einer akuten Nesselsucht, einer akuten Kontaktdermatitis oder einem diffusen Haarausfall. Viele Hauterkrankungen sind demnach, wie dies der französische Dermatologe Brocq (1856–1928) bereits durch den Begriff „réaction cutanée" herausgestellt hat, keine Krankheits*entitäten,* sondern Krankheits*bilder,* d. h. Reaktionsformen der Haut polyätiologischer Bedingtheit und damit einer rein organpathologisch ausgerichteten Erfassung nicht zugänglich. Aber nicht nur die Ätiologie einer bestimmten Hauterscheinung kann verschieden sein, sondern auch deren Pathogenese. So kann beispielsweise das makroskopische Reaktionsprodukt „Urtica" (Quaddel) Ausdruck einer Histaminfreisetzung aus Mastzellen durch mechanischen Insult, allergische Typ-I-Reaktion nach Gell und Coombs, chemische Histaminliberation (z. B. Kodein, Morphin, Compound 48/80) oder leukozytoklastische Vaskulitis (Immunkomplexvaskulitis) sein, weil die histamininduzierte dermale Ödemisation als feingewebliches Substrat der Quaddel durch ganz verschiedene Pathomechanismen zustande kommt und nur das letzte Teilstück der verschiedenen Reaktionsketten, nämlich die Histaminfreisetzung in jedem Falle identisch ist.

Der Zuwachs neuer Methoden in der Diagnostik, Ätiopathogenese und Therapie von Hautkrankheiten in den letzten Jahren war außerordentlich groß und hat *Subspezialisierungen* notwendig gemacht. So findet man heute in den meisten dermatologischen Kliniken Spezialbereiche für Allergologie, Histo- und Immunpathologie, Mikrobiologie, Lichtdiagnostik und Lichttherapie (Phototherapie und Photochemotherapie), Dermatoröntgentherapie und Lasertherapie, operative Therapie, Serologie und experimentelle wissenschaftliche Bereiche.

Im Hinblick auf die Frage nach *Beziehungen zwischen Dermatologie und innerer Medizin* kann es aus pragmatischen Erwägungen sinnvoll erscheinen, verschiedene Formen von Erkrankungen der Haut zu unterscheiden, nämlich:
- genuine Erkrankungen der Haut,
- Hauterkrankungen als Ursachen innerer Krankheiten und
- Hautkrankheiten als Teilsymptom oder Folge innerer Erkrankungen.

Genuine Erkrankungen der Haut

Hier sind Beziehungen zu inneren Funktions- oder Organstörungen praktisch nicht von Bedeutung; vielmehr entstehen diese Erkrankungen klinisch primär an der Haut. Sie machen bei weitem die größte Zahl von Hautkrankheiten aus. Als Beispiel seien umweltbedingte toxische, infektiöse oder allergische Hautkrankheiten (z. B. Verätzung, Glukokortikoidnebenwirkungen, Pyodermien, Herpes simplex, allergische Kontaktdermatitis, Berufsekzeme, Photodermatosen) genannt, ferner benigne und maligne Hauttumoren, Strukturerkrankungen der Haare, die große Gruppe der Genodermatosen wie Keratosen, Elastosen oder Epidermolysen, oder auch äußerliche Talgdrüsenerkrankungen wie berufsbedingte Ölakne oder therapieinduzierte Steroidakne.

Auch andere Hauterkrankungen wie der Formenkreis der Psoriasis oder der Ekzeme imponieren dem Untersucher zunächst als reine Hauterkrankungen. Von der Pathogenese solcher Hautkrankheiten sui generis wissen wir allerdings, daß zumindesten pathobiologisch nicht nur die Haut involviert ist.

Denken wir beispielsweise an die *Pathogenese des allergischen Kontaktekzems*. Hier beginnt der pathogenetische Vorgang der allergischen Reaktion vom Spättyp (Typ-IV-Reaktion nach Gell und Coombs) nach Penetration des Kontaktallergens in die Langerhans-Zellen der Epidermis. Als modifizierte Makrophagen nehmen diese Zellen das betreffende Kontaktallergen auf und bieten es in einem komplizierten Vorgang Lymphozyten an. Es kommt dann zu Reaktionen in den regionalen Lymphknoten mit klonaler Proliferation von immunkompetenten Lymphozyten und Entwicklung einer zellgebundenen Allergie vom Spättyp (Sensibilisierung), die nach erneutem Kontakt mit dem Kontaktallergen an der Haut durch Mediatoren der Entzündung zur Auslösung oder Unterhaltung des allergischen Kontaktekzems, beispielsweise an den Händen, führt. Dieses Beispiel kann verdeutlichen, daß die Haut nicht isoliert reagiert, sondern zusammen mit inneren Systemen, obwohl für den Arzt in der Praxis die allergische Kontaktdermatitis stets eine reine Hauterkrankung bleibt. Dieses Beispiel scheint mir auch insofern interessant, als es zeigt, daß wissenschaftliche Forschungserkenntnis nicht immer sogleich zu einsetzbaren praktisch-medizinischen Ergebnissen führen muß.

Erkrankungen der Haut als Ursache innerer Erkrankungen

Zu dieser Gruppe von Hautkrankheiten, die immer wieder einen Bezug zur inneren Medizin aufweisen können, gehört nicht nur die große Gruppe der primären malignen Hauttumoren (maligne Melanome, spinozelluläre Karzinome oder Sarkome) mit Metastasierungstendenz in verschiedene Organe. Hier sei z. B. an Metastasen bei malignem Melanom erinnert (die bevorzugt an Haut, Lunge, Lymphknoten, Leber, Gehirn auftreten). Bei 80 % entwickeln diese sich innerhalb der ersten drei Jahre nach Beseitigung des Primärtumors; aus dieser Kenntnis ergibt sich eine enge Kooperation mit dem Internisten im Rahmen der Patientennachsorge.

Zahlreiche primäre Infektionskrankheiten der Haut können ebenfalls hier angeführt werden, so beispielsweise Erkrankungen durch Bakterien (z. B. septische Organerkrankungen), durch Viren wie das Herpes-simplex-Virus (HSV-Enzephalitis) oder auch die Syphilis, welche zu Hepatitis, Gummen an inneren Organen oder Neurosyphilis führen kann. Auch die Erythema-chronicum-migrans-Krankheit oder „Lyme-disease" kann in diesem Zusammenhang genannt werden. Hier kommt es im Anschluß an Zeckenbiß durch damit verbundene Übertragung von

Spirochäten, nämlich Borrelia burgdorferi, zur Infektion der Haut mit Entwicklung eines Erythema chronicum migrans und in der Folge zu weiteren Erkrankungen, die sich in Gelenkerscheinungen (Lyme-Arthritis) oder neurologischer Symptomatik (Meningitis, Enzephalitis, Bannwarth-Syndrom) manifestieren können. Rechtzeitige Erkennung und sofortige antibiotische Therapie sind bei solchen Hauterkrankungen entscheidend, um eine Miterkrankung innerer Organe zu vermeiden.

Erkrankungen der Haut als Teilsymptom innerer Erkrankungen

Die meisten Hauterkrankungen, mit denen der Kliniker konfrontiert ist, können dieser Gruppe zugeordnet werden. Als Beispiele seien Autoimmunerkrankungen genannt (z. B. progressive diffuse Sklerodermie, systemischer Lupus erythematodes, Dermatomyositis, Polyarteriitis nodosa) oder verschiedene Vaskulitisformen, maligne Lymphome der Haut oder auch das Atopiesyndrom mit der klinischen Manifestationsmöglichkeit als Bronchialasthma, Pollinosis oder/und atopischem Ekzem.

Bei solchen Dermatosen wird es zur verpflichtenden Aufgabe des Hautarztes, sich nicht nur auf eine exakte dermatologische Diagnose zu beschränken, sondern im Zusammenwirken mit dem Internisten auch nach einer Mitbeteiligung anderer Körperorgane oder Gewebssysteme zu fahnden. Gerade hier können oft Biopsie der Hautveränderung und immunologische Untersuchungsverfahren zur richtigen Diagnose verhelfen, z. B. genaue Hautinspektion der Akren bei Raynaud-Syndrom zur rechtzeitigen Erkennung einer beginnenden progressiven diffusen Sklerodermie vom Akrosklerodermietyp. Diese Erkrankungen haben in den letzten Jahren die beiden Fachgebiete auch deshalb wieder einander nähergebracht und die Zusammenarbeit gefördert, weil durch die dermatologische Diagnose unnötige oder für den Patienten anstrengende Untersuchungsgänge vermieden werden können.

Erkrankungen der Haut als Folge innerer Erkrankungen

Als eindeutiges Beispiel könnte hier ein Karzinom der Lunge oder des Magens mit metastatischer Absiedlung in der Haut (metastatisches Hautkarzinom) angeführt werden. Solche sekundären Hauterkrankungen kommen nicht selten vor, am häufigsten wohl als *Arzneiexantheme*, die sich nach innerlicher Medikamentzufuhr in 20–30 % aller unerwünschten Arzneinebenwirkungen an Haut, Haaren oder/und Nägeln manifestieren. Als Beispiel einer metabolischen Erkrankung, die sich erst sekundär durch ihre Hautsymptomatik manifestiert und vielfach erst dann erkannt wird, sei die Porphyria cutanea tarda, d. h. eine Form der hepatischen Porphyrien genannt. Hier kann der Dermatologe zur Frühdiagnostik beitragen und den Internisten zur Durchführung entsprechender Leber- und Blutuntersuchungen bitten. Auch diese Erkrankung kann übrigens polyätiologisch bedingt sein; heute ist besonders bei Frauen mit Porphyria cutanea tarda kausal neben Alkohol an Ovulationshemmer zu denken. Das gleiche gilt auch für die Xanthomatosen der Haut als Folge von Hyperlipoproteinämie oder für eine Necrobiosis lipoidica als Folge von Diabetes mellitus. Auch das in unserer Zeit immer häufigere Pyoderma gangraenosum (Dermatitis ulcerosa) ist ein Musterbeispiel für die Notwendigkeit der Aufhellung dermatologisch-internistischer Bezüge. Diese diagnostisch oft sehr schwierig gelagerte, sich spontan entwickelnde, leukozytär nekrotisierende Entzündung der Haut ist außerordentlich häufig mit inneren Erkrankungen vergesellschaftet, so beispielsweise mit Colitis ulcerosa, M. Crohn, rheumatoider Arthritis, Lungenabszessen, chronischer Bronchitis, chronischer Zystitis, in vielen Fällen auch mit Paraproteinämie, besonders vom IgA-Typ, oder mit Plasmozytom. In all diesen Fällen ergeben sich aus der richtigen Wertung der vorhandenen Hauterkrankung wichtige Hinweise auf das Vorliegen einer inneren Grundkrankheit.

Sozusagen als spezielle Varietät von Erkrankungen der Haut als Folge innerlicher Erkrankungen seien die *paraneoplastischen Syndrome der Haut,* d. h. sekundäre, selbst nicht neoplastische Hauterkrankungen als Leitsymptom für Malignitäten innerer Organe angeführt. Sorgfältige klinische kasuistische Beobachtung und die Erkennung von kausalen Relationen hat die Erkennung dieser wichtigen Fingerzeigkrankheiten möglich gemacht. Diese Dermatosen entwickeln sich im Verlaufe der Ausbildung einer malignen Neoplasie, wobei allerdings die (immunologischen?) Kausalzusammenhänge zumeist unbekannt bleiben. Die Zahl der dermatologischen paraneoplastischen Syndrome ist groß und wächst noch ständig (s. Braun-Falco, Plewig und Wolff, *Dermatologie und Venerologie* Springer, Heidelberg – New York – Tokyo – Berlin (1984). Als Beispiel seien die Acanthosis nigricans des Erwachsenen als Leitsymptom innerlicher Karzinome, besonders von Adenokarzinomen (60 % Magen, 30 % Abdominalraum, 10 % Extrabdominal) genannt und die Akrokeratose (Basex et al.) bei erwachsenen Männern als Leitsymptome für Karzinome besonders der oberen Luftwege und des Magen-Darm-Traktes und die Staphylodermia circinata superficialis (nekrolytisches migrierendes Erythem) als fast hundertprozentiger Hinweis auf Glukagonom-Syndrom durch Pankreaskarzinom oder chronische kalzifizierende Pankreatitis. Auch das in seiner Dignität noch nicht sicher abgeklärte Leser-Trélat-Syndrom, d. h. das eruptive Auftreten von Verrucae seborrhoicae seniles (und Sommersprossen) als Hinweis auf ein internes Adenokarzinom, möge beispielhaft genannt sein.

Aus den bisherigen Ausführungen wird hinreichend deutlich, daß zwischen Dermatologie und innerer Medizin vielschichtige Verbindungen existieren und daß sich deshalb speziell in Kliniken eine kontinuierliche Zusammenarbeit zwischen Hautärzten und Internisten für den zu betreuenden Patienten in Diagnostik und Therapie vielfach positiv auswirkt.

Wie kann eine solche Kooperation strukturiert sein?

1. Intensive patientenbezogene dermatologisch-internistische Konsultationen

Diese Forderung klingt zwar einfach, ist aber dort nicht immer leicht zu realisieren, wo zwischen den Kliniken größere räumliche Distanzen zu überwinden sind. Außerdem sollten nur erfahrene Ärzte eine solche Aufgabe übernehmen. Der Internist kann dem Patienten mit einer Hauterkrankung seine diagnostischen und labordiagnostischen Empfehlungen geben, pathogenetische Zusammenhänge aufzuklären helfen und therapeutische Vorschläge machen. Der Hautarzt kann am Patienten mit einer inneren Krankheit und Hauterscheinungen diagnostisch wichtige Leistungen erbringen, pathogenetische Bezüge zu inneren Störungen aufzeigen, entsprechende Laboruntersuchungen veranlassen und ebenfalls Empfehlungen zur Therapie geben.

2. Laborservice

Es wäre sicher von großer Bedeutung, wenn man in medizinischen Kliniken die Möglichkeiten *dermatologischer Labordienstleistungen* besser kennenlernte und diese, falls geboten, auch in Anspruch nähme.

Als Beispiel seien genannt:

- *Ultrastruktureller Virusschnellnachweis im Negativkontrast* aus ausgestrichenem Bläschenserum bei Verdacht auf Zoster, Varizellen oder Herpes-simplex-Virusinfektionen, heute besonders bei ulzerativen HSV-Infektionen im Rahmen von AIDS.

- *Elektronenmikroskopischer Nachweis* von Langerhans-Granula in proliferierenden Zellen (oder T 6-Rezeptoren) aus Hautveränderungen bei Verdacht auf Erkrankungen der Histiocytosis-X-Gruppe.
- *Immunzytochemische Diagnostik* unter Verwendung monoklonaler Antikörper aus Hautveränderungen bei Verdacht auf maligne Lymphome.
- *Mikrobielle Untersuchungen* von Sekreten aus Hauterscheinungen oder von Schuppen, Nägeln oder Haaren bei Verdacht auf bakterielle oder mykotische Hauterkrankungen.
- *Allergologische Testuntersuchungen* wie Epikutantestungen, Intrakutantestungen, Histaminfreisetzung aus Basophilen, RAST u. a. Solche Testuntersuchungen verlangen in Durchführung und Beurteilung viel Erfahrung; der Dermatologe ist dafür am meisten qualifiziert.
- *Histologische Untersuchung von Biopsiematerial* unklarer Hauterscheinungen, evtl. unter Verwendung immunpathologischer Methoden (DIF) z. B. bei Verdacht auf Lupus erythematodes (Lupusbandtest) oder „mixed connective tissue diseases".
- *Immunologische Blutuntersuchung* (IIF) auf Autoantikörper bei Verdacht auf Pemphigus vulgaris (Epithelialantikörper), bei Verdacht auf Pemphigoidkrankheiten (Basalmembranzoneantikörper), bei Verdacht auf gemischte Kollagenkrankheit (RNP-Antikörper), bei verschiedenen Formen des Lupus erythematodes (DNS-Antikörper, Histonantikörper, La/SSB-Antikörper, zytoplasmatische Ro/SSA-Antikörper) und bei bestimmten Erkrankungen der Sklerodermiegruppe (Scl-70-Antikörper, Zentromerantikörper).

3. Gegenseitige Konsultation in therapeutischen Fragen

Die Therapie vieler, besonders chronischer dermatologischer Erkrankungen ist wirksamer, aber auch differenzierter geworden. An die Seite der äußerlichen Therapie ist vielfach innerliche Mittherapie getreten.

Langfristige Anwendung von Glukokortikoiden in höherer Dosierung, z. B. bei Autoimmunerkrankungen der Haut, langfristige Anwendung von Immunsuppressiva, von Zytostatika, Immunmodulatoren oder Retinoiden verlangen nicht nur vor Therapiebeginn eine sorgfältige Abschätzung der Risiko-Nutzen-Relation, sondern auch während der Behandlung laufende Kontrollen möglicher Nebenwirkungen. Hier wird vielfach eine internistische-dermatologische Kooperation unumgänglich. Maligne Tumoren wie maligne Melanome, Karzinome oder maligne Lymphome der Haut können von der Haut aus metastasieren und an inneren Organen auftreten. Hier stehen neben frühzeitiger Diagnose schwierige therapeutische Fragen an. Innerliche Therapie? Wenn ja, welche Art? Monochemotherapie? Polychemotherapie? Wenn ja, welche und in welcher Dosierung? Alle diese Fragen, erfordern eine enge Kooperation von Dermatologen und onkologisch versierten Internisten.

4. Gemeinsame Initiierung wissenschaftlicher Projekte

Aus intensiver praktischer Zusammenarbeit ergeben sich eigener Erfahrung zufolge vielfältige Möglichkeiten für die klinisch-wissenschaftliche Arbeit. Wir haben dies hier in München auf den Gebieten der malignen Melanome, der Sklerodermiekrankheiten und der maligen Lymphome realisiert und begrüßen dankbar die sachbezogene, offene Kooperation zwischen Vertretern der Medizinischen Klinik Innenstadt und unserer Klinik.

Zusammenfassend sei noch einmal betont, daß das Fachgebiet der Dermatologie sehr enge Beziehungen zum Fachgebiet der inneren Medizin aufweist. Die Dermatologie hat sich m. E. in den letzten Jahrzehnten ihrer Mutter „Innere Medizin" wieder genähert; vielleicht hat diese auch ihr Interesse für dermatologische Fragestellungen entdeckt. Man kann jetzt geradezu von einer dermatologisch-internistischen Verzahnung sprechen. Diese nicht nur fachlich, sondern auch historisch begründeten Relationen weiterhin zu pflegen und zu intensivieren, zum Wohle unserer Fachgebiete, zur Förderung wissenschaftlicher Zusammenarbeit und vor allem zum Wohle der uns anvertrauten Patienten sollte unser kontinuierliches Bemühen bleiben.

Am Ende meiner Ausführungen möchte ich meinem Kollegen Professor Buchborn, zugleich im Namen aller ärztlichen Mitarbeiter der Dermatologischen Klinik, Dank sagen für das jahrelange, von bestem akademischen und kooperativen Geist getragene Zusammenwirken. Danken möchte ich aber auch dem Freund Eberhard sowie seiner lieben Gattin Ulla für viele Jahre freundschaftlicher Zuneigung. Wie bedeutend sich solche persönlichen Sympathien auch auf fachliche Begegnungen auswirken können, gehört zu den tiefsten und schönsten Erfahrungen in meinem akademischen Leben.

Mit herzlichen Wünschen für Gesundheit und weiterhin viel Schaffenskraft – denn Arbeit ist nach E. Wiechert „die zuverlässigste Seligkeit dieser Erde" –: Ad multos annos!

Die Versorgung des chronisch Kranken in unserer Gesellschaft

E. Renner

Turgenjew beschreibt in einer seiner Erzählungen („Die lebende Reliquie"), die er *Aufzeichnungen eines Jägers* (Moskau, 1852) nennt, die indes eine durch ihre trockene Nüchternheit beeindruckende Schilderung der sozialen Verhältnisse im damaligen Rußland sind, wie der Protagonist auf einem seiner Streifzüge in einem armseligen Weiler in einem offenen Schuppen, der sonst der Unterbringung von Bienenkörben dient, eine ihm von früher her bekannte junge Frau vorfindet, die chronisch krank ist und seit 7 Jahren liegen muß. Sie leidet an einer den Ärzten trotz vielfacher Untersuchung nicht bekannten und – abgesehen von Schmerz- und Schlafmitteln – nicht behandelbaren Erkrankung und wird von den wenigen Einwohnern, die selbst kaum zu brechen und zu beißen haben, die ganzen Jahre über zu ihrer und der anderen Zufriedenheit versorgt.

Heute wäre diese junge Frau entweder selbst sozialversichert oder sie würde durch die „Hilfe in besonderen Lebenslagen" des Sozialamtes entsprechend untergebracht und mit öffentlichen Mitteln versorgt. Die ärztliche Hilfe stünde ihr auf Bundesbehandlungsschein zu, und eine Reihe von Sozialarbeitern vor und vor allem hinter Schreibtischen wäre engagiert, diesen Sozialfall einer chronisch Kranken nach den verschiedenen Gesetzgebungen des sozialen Netzes abzuwickeln, zu prüfen, zu erfassen – eben zu verwalten.

Was hier zunächst als unbezweifelbarer Fortschritt imponiert, kann uns – zur Regel erhoben – unversehens vor nur noch schwer lösbare Konflikte mit unserem gegenwärtigen Verständnis von Versorgung bringen, je mehr wir uns der Grenze der Unfinanzierbarkeit – oder auch der Unwilligkeit zu finanzieren – nähern.

Trotz aller unbestreitbaren und gewaltigen Fortschritte der Medizin in den zurückliegenden Jahrzehnten, vielleicht aber sogar besonders begünstigt durch diese Medizin, die zunehmend in der Lage ist, bei akuter Erkrankung den schnellen Tod abzuwenden, dabei aber oft genug den bleibenden Defekt in Kauf nehmen, oder aber nach Überwindung der akuten Exazerbation der chronischen Erkrankung ihren Lauf lassen muß, steigt die Zahl der chronisch Kranken ständig und mit ihr expandieren die zu ihrer Behandlung und Versorgung erforderlichen Mittel.

Ich möchte in diesem Zusammenhang nicht in die Diskussion um den Begriff des chronisch Krankseins eintreten, für das der Greifswalder Internist Gerhard Katsch schon 1937, damals für Diabetiker, so lange wie möglich den Begriff „bedingt gesund" gesetzt haben wollte. Im August 1986 hat Fritz Hartmann dazu eine sehr kluge und bedenkenswerte Abhandlung geschrieben und legte darin die vielfältigen Konsequenzen dar, die für die Betroffenen selbst und die Gesellschaft resultieren, je nachdem ob bedingt Gesunden eine weitere Teilhabe an der „societas" eben unter bestimmten, notwendigerweise eingeschränkten Bedingungen geboten wird, oder ob sie als Kranke aus der Teilnahme an der Gesellschaft ausgegrenzt werden, entsprechend der schon aus dem alten Griechenland überlieferten Tradition, Kranke, Krüppel und Schwächlinge als sozial minderwertig anzusehen.

Eine solche Bewertung ist für unser zarteres soziales Gewissen natürlich nur unter der Bedingung der möglichst vollständigen Versorgung tolerabel, wobei der Grad der Protektion bis zur „overprotection" gedeihen kann, je nach der sozialen Lokalisation des jeweiligen Regierungsprogramms eines Landes.

Die daraus entspringende „Medikalisierung" des gesellschaftlichen Lebens wurde von Ivan Illich (1975) sicher zutreffend analysiert, wenngleich in seiner hier – wie auch sonst – ins Maßlose übersteigerten Kritik den Beteiligten allein angelastet. Wenn „nemesis" die angemaßte Mehrnutzung von Weideland im Altertum bedeutete, so wurden bei der Entwicklung zu dem von Illich gegeißelten Zustand der „medical nemesis" die entsprechenden Weidegründe zumindest ebenso nachdrücklich aufgenötigt: Der Konsens, die Versorgung chronisch Kranker oder Behinderter nicht durch Familie oder andere Kleingruppen zu regeln, sondern durch Mittel der öffentlichen Hand und institutionell, hat zumindest auch eine Wurzel in dem Wunsch, die Verhältnisse und die Versorgung so optimal wie möglich zu regeln, zur moralischen Kompensation für die Ausgrenzung alles dessen, was den reibungslosen, gut organisierten und rationalisierten Ablauf unseres gesellschaftlichen und persönlichen Lebens stört und nur mit spürbaren Opfern und Einengungen zu integrieren wäre. Wenn, legitimiert durch die WHO, nach dieser Philosophie jeder, dem es irgendwie am Zustand des vollkommenen körperlichen, seelischen und sozialen Wohlbefindens gebricht, einen Anspruch auf öffentlichen Ausgleich seines gesundheitlichen Defizits erheben würde, wären wir in der Tat in der Zeit angekommen, die

Goethe vor genau 200 Jahren in einem Brief an Charlotte von Stein vorausgeahnt hat. Nur daß der Dichter dahingehend umformulieren müßte, daß nicht jeder des anderen nur liebevoller Krankenpfleger, sondern vor allem beamteter oder zumindest angestellter Krankenpfleger sein werde.

Diese Entwicklung, würde sie ungebremst fortgesetzt, kann uns in doppelter Hinsicht in medizinische Zielkonflikte bringen:

Zum einen in Richtung auf das herkömmliche Paradigma der kurativen Medizin, die – freilich so früh wie möglich – durch Ausschaltung oder Abmilderung naturwissenschaftlich definierter Krankheitsursachen die bereits eingetretene Erkrankung zu beseitigen oder zumindest in ihrem Verlauf zu beeinflussen versucht, zum anderen in Richtung auf das zunehmend in den Vordergrund gestellte Paradigma der Sozialmedizin, nach dem durch Erkennung des sozialen und gesellschaftlichen Vorfelds von Krankheiten deren Entstehung verhütet oder zumindest verringert werden soll.

Im Falle der kurativen Medizin kann der Zielkonflikt durch den Entscheidungszwang eintreten, begrenzte Mittel entweder für die Anwendung oder für die Weiterentwicklung kostspieliger Diagnose- oder Therapieverfahren zum Wohle und zur Rettung des Einzelfalls, oder aber bei individuell geringerem Kostenaufwand für das Wohl einer großen Gruppe von z. B. chronisch Kranken einzusetzen.

Im Falle der Sozialmedizin kann der Zielkonflikt für unser Handeln durch vorzeitiges Aufbrauchen der Ressourcen entstehen, welche die Entwicklung einer umfassenden und methodisch abgesicherten Grundlagenforschung für diese Medizin benötigte.

Ohne diese Voraussetzungen gingen wir ein allzu großes Risiko ein, daß den einzelnen u. U. empfindlich beeinträchtigende Änderungen von vermuteten krankmachenden sozialen Faktoren, nicht mit der erforderlichen Sicherheit die gewünschten abmildernden Effekte auf die Krankheitsentstehung haben könnten und vielleicht sogar unvermutete und unvorhersehbare Nebenwirkungen provozieren würden – so wie wir sie von unserer heutigen Therapie oft genug unvorhersehbar zur Kenntnis nehmen mußten.

So wie Leyden bei der Eröffnungsrede zum Internistenkongreß 1887 sagen konnte, daß „erst die Naturwissenschaften die Medizin aus dem Pfuhl der willkürlichen und wesenlosen Spekulation gerettet haben", so wird 100 Jahre später auch die Sozialmedizin eines gefestigten wissenschaftlichen Bezugssystems bedürfen – gerade bei den hier vielfältig vernetzten Ketten von Ursachen und Wirkungen – ehe ihre zweifellos eindrucksvollen, einleuchtenden und notwendigen Ansätze zum Hand-

werkszeug medizinischen Handelns werden, und – hoffentlich – manches
überflüssig machen werden, womit wir uns heute vor allem bei chronischen Erkrankungen abmühen.

Diese Entwicklung wird, soll sie sicher und nicht auf zu dünner Basis
zum Tragen kommen, eines gewaltigen Mitteleinsatzes bedürfen –
bedenkt man allein die notwendige Aufbesserung der bisher eher kärgli-
chen Datenlage im Gesundheitswesen – und daher schon bald konkurrie-
rende Entscheidungszwänge über das, was wir heute zu tun legitimiert
sind, herausfordern.

Als Forschungsfeld für vielleicht auf dem Wege dieser sozialen Medizin beeinflußbare chronischer Krankheiten bieten sich Erkrankungen
des Verdauungstrakts einschließlich der Zähne, des Herz- und Kreislauf-
systems, des Skeletts, insbesondere der Gelenke, und der Atmungsor-
gane an, womit gleichzeitig und in der richtigen Reihenfolge die nach
heutigem Wissen 4 teuersten Gruppen chronischer Erkrankungen mit
direkten und indirekten Kosten genannt sind. In ihrer Nähe befindet sich
lediglich noch der Kostenaufwand für die Behandlung und Folgen von
Unfällen und Vergiftungen. Erst nach diesen Krankheitsgruppen – und
mit deutlichem Abstand – folgen dann die Behandlungskosten für alle
bösartigen Neubildungen, selbst wenn man die in diesem Falle besonders
hohen indirekten Kosten einbezieht (vgl. Henke 1983). Dies sind die
berechenbaren Aufwendungen für Sozialleistungen an die Erkrankten
selbst oder an ihre Hinterbliebenen und die errechenbaren Ausfälle an
nicht erbrachtem Bruttosozialprodukt dadurch, daß die Erkrankten
nicht das durchschnittliche Arbeitsleben erreichen. 65 % der heutigen
Gesamtbehandlungs- und -versorgungskosten werden durch diese 6
Krankheitsgruppen aufgebraucht.

Wenn es sich beweisen ließe, daß wenigstens ein Teil dieser Erkrankungen durch Änderung der sozialen Einflußfaktoren vermeidbar wäre,
würde dies das finanzielle Dilemma der Versorgung chronisch Kranker
entscheidend entschärfen.

Schon diese auf sicher noch bruchstückhaften Daten beruhenden
Schätzungen könnten auch Hinweise auf die attraktivsten Präventivmaß-
nahmen zur Kostenreduzierung geben. Wenn es nämlich gilt, die Krankheiten mit dem höchsten Kostentribut zuerst zu bekämpfen, hätten
Forschungsmittel für Krebserkrankungen danach keineswegs erste Prio-
rität. Rein gesundheitsökonomisch gesehen wären sie sogar möglicherweise schon heute zu hoch bemessen – was bei der Dramatik dieser
Erkrankungen ja keineswegs unserer oder der allgemeinen Einschätzung
entspricht.

Die Erkrankungen der Niere und der ableitenden Harnwege, die uns wegen ihres spektakulären Umfelds als Musterbeispiel für einen an die Grenze gehenden Kostenaufwand zur Versorgung chronisch Kranker gelten, folgen in dieser Bruttokostenrechnung erst nach seelisch verursachten Leiden und nach Erkrankungen des Nervensystems an 9. Stelle. Im Jahre 1980 wurden 3,4 % der errechenbaren Gesamtkosten durch sie verursacht; heute dürfte der Prozentsatz eher etwas höher liegen.

Exemplarisch ist diese Erkrankungsgruppe aber nicht nur, weil es gerade heute naheliegt, die Möglichkeiten und Erfolge der praktisch vollständigen Versorgung einer Gruppe chronisch Kranker hervorzuheben. Exemplarisch ist das Beispiel der Versorgung terminal Nierenkranker vielmehr,

- weil hier besonders hohe Aufwendungen für die Versorgung einer kleinen Gruppe erforderlich werden; der Anteil an der Gesamtmortalität liegt bei 1,5 %;
- weil der Anteil der direkten, durch die Versicherer aufzubringenden Kosten für die Behandlung hier besonders hoch und damit augenfällig wird; die direkt von den Versicherern aufzubringenden Kosten betragen hier 67 % der Gesamtkosten, während z. B. bei bösartigen Neubildungen dieser unmittelbar sichtbare Kostenanteil nur 34 % beträgt (Henke 1983) und Sozialleistungen, die aus anderen Quellen gespeist werden, sowie entgangenes Bruttosozialprodukt als virtueller und nur schwer vorstellbarer Faktor hier 66 % des errechenbaren Kostentributs für diese Erkrankungen ausmachen;
- weil die Kostenarten und die Kosten pro Einzelfall gleichartig und vergleichbarer sind als bei anderen Krankheitsgruppen; unabhängig davon, aus welchem Grund die Niere ihre Arbeit einstellt, die Therapie ist grundsätzlich gleich;
- weil im Gegensatz zu anderen chronischen Krankheiten in dem überschaubaren Zeitraum von noch nicht einmal 20 Jahren die Entwicklung dieses Versorgungssystems von den ersten Anfängen bis zur praktischen Vollständigkeit ablief und das System in diesem spektakulär kurzen Zeitraum durch seine Ausweitung, die durch die Erweiterung der Behandlungsindikation noch immer stattfindet, Dimensionen annimmt, die mancherorts schon zur Limitierung der vorhandenen medizinischen Möglichkeiten gezwungen haben.

Lassen Sie uns diesen Aspekten noch etwas nachspüren, da sie am Exempel einer kleinen, überschaubaren Gruppe die Probleme der Übertragung des Postulats von einer so vollständigen und optimalen Versorgung chronisch Kranker auf größere, heterogene und unüberschaubare Bevölkerungsanteile zu erhellen vermögen.

Die jährliche Versorgung der terminal Niereninsuffizienten, die mit heute etwa 18 000–19 000 Personen nur 0,3 Promille der Bevölkerung ausmachen, hat die Milliardengrenze selbst bei den direkten Kosten deutlich hinter sich gelassen. Wenn man den Rechenspielen eines Jürgen Dahl (1985, 1986) folgt, würde dies bedeuten, daß der für diese Personengruppe aufzubringende Betrag den Beiträgen entspricht, die 217 000 Grundschullehrer jährlich bei ihrer Krankenkasse einzahlen. Jeweils 12 Grundschullehrer hätten, damit die Bilanz der Kasse ausgeglichen wäre, für einen Dialysepatienten ganzjährig gesund zu sein und die Kasse auch nicht mit einem Fläschchen Nasentropfen zu belasten. Während das Verhältnis 12:1 noch relativ wenig beunruhigend klingt, kann man sich 217 000 ganzjährig kerngesunde Grundschullehrer schon weniger gut vorstellen. Hinzu kämen dann allerdings auch noch die vorhin als indirekt bezeichneten weiteren Kosten, die von der Solidargemeinschaft an anderer Stelle aufzubringen sind und 33 % der Gesamtkosten betragen.

Nun greifen solche anschaulichen Beispiele einer ökonomischen Rabulistik ganz offensichtlich zu kurz. Berücksichtigen sie doch in keiner Weise den Ausgleich dieser Aufwendungen dadurch, daß nicht nur Medizinalpersonen, sondern ganze Industriezweige hierdurch Lebensunterhalt finden und Steuern sowie Sozialabgaben leisten; ebenso bleibt unberücksichtigt, daß ein Teil der Patienten selbst durch eigene Berufstätigkeit das Defizit reduziert. Nach älteren amerikanischen Berechnungen würde eine Rehabilitierung von ca. 50 % der Dialysepatienten und deren Wiedereingliederung in den Arbeitsprozeß etwa die anderen 50 % alimentieren (Clade 1980). Auch dies ist natürlich eine noch unzureichende Betrachtungsweise, da diese Rechnung den Aufwand für weitere unabdingbare Gemeinschaftsleistungen durch diese Gruppe nicht berücksichtigt. Insgesamt bleibt jedoch das Faktum der hohen Leistung für eine kleine Gruppe, das – zum Prinzip erhoben – bei einer vergleichbaren Entwicklung im Falle häufigerer Erkrankungen die Finanzierbarkeit in Frage stellen könnte.

Der hohe Anteil direkter, also unmittelbar vom Träger aufzubringender Behandlungskosten, läßt den Aufwand bei Nierenerkrankungen besonders drastisch erscheinen, während indirekte Belastungen der Solidargemeinschaft durch Sozialleistungen für Hinterbliebene und verlorengegangene und deshalb von den Übriggebliebenen auszugleichende Produktivität weniger ins Auge fallen. Diese betragen aber bei Tumorerkrankungen 66 %, bei Erkrankungen der Atemwege 63 %, bei Gelenkerkrankungen 57 %, bei Herz-Kreislauf-Erkrankungen immerhin 47 % des Gesamttributs, den diese Erkrankungen fordern (Henke

1983); also die Hälfte bis 2/3 der Gesamtkosten. Der dagegen geringere Anteil solcher Belastungen bei Nierenerkrankungen läßt einmal auf einen relativ hohen Grad an Rehabilitation schließen und weist andererseits darauf hin, daß durch diese Therapie die Lebenserwartung erheblich angehoben wurde und damit ökonomisch negativ zu Buch schlagende verlorene Lebensjahre weniger sind als bei den anderen Krankheitsgruppen.

Trotz dieser Überlegungen, die den ersten Eindruck von bei Nierenerkrankungen besonders hohen Kosten relativieren, gibt die Expansion dieses Systems der Versorgung gleichwohl Anlaß zum Nachdenken.

Waren am Anfang die medizinischen Kriterien der Behandlungsindikation scheinbar begrenzend, so hat die praktische Aufgabe einer Limitierung durch das Lebensalter und die zunehmend begrenzte Einschränkung der Behandlungsindikation durch Begleiterkrankungen die Zahl der Behandelbaren ständig anschwellen lassen. Alle Prognosen über den Zeitpunkt, an dem sich Neuzugänge und Todesrate ausgleichen werden, so daß dann die Zahl der gleichzeitig Behandelten konstant bleibt, wurden durch die Realität der ausgeweiteten Indikationsstellung und durch die zunehmende Lebenserwartung der Betroffenen immer in ganz kurzen Fristen überholt. Nicht 100 oder 200, wie ursprünglich erwartet, sind realistisch, die Marge von 300 Patienten pro 1 Mio. Einwohner ist bereits überholt, und Schätzungen, die bis 500 und 600 gehen, klingen zwar noch etwas utopisch, scheinen aber nicht mehr ganz irreal. Werden doch z. B. allein 200 heute noch nicht vollständig erfaßte Patienten pro Mio. Einwohner in der Gruppe der über 60jährigen vermutet, denen diese Therapie Jahre eines sinnerfüllten Lebens bieten kann, in denen sie das Heranwachsen von Kindern und Kindeskindern miterleben können. Wieder gerät diese Therapie- und Versorgungsmöglichkeit, die zu gewähren dem spontanen Gefühl selbstverständlich erscheint, erst bei der Projektion auf eine zum Prinzip erhobene maximale Therapie bei quantitativ mehr zu Buche schlagenden Krankheiten in die Nähe möglicher ökonomisch diktierter Entscheidungszwänge.

Wer will aber nach heute gültigen Standards einem solchen Patienten, der in Kenntnis der Möglichkeiten um diese Chance nachsucht, diesen zumindest vorübergehenden Aufschub des unvermeidlichen Todes verweigern? Dies ist für uns heute nicht vorstellbar.

Wird der Arzt aber in Zukunft die Entscheidungsfreiheit behalten, sein Handeln nur an den Folgen für den ihm anvertrauten Einzelfall zu orientieren, oder wird er gezwungen werden, sein Handeln abwägend zwischen die u. U. zumindest vorübergehend vermeidbaren Folgen im Einzelfall und das Gemeinwohl zu stellen? Die Stellung des Arztes ist dabei mehr als zwiespältig. Gewöhnt, daß in den ihn umgebenden Naturwissenschaften Neugier und Forschung praktisch nicht durch ethische Vorgaben limitiert sind, ist er es auch gewohnt, am Wohle des Einzelfalles orientiert Therapien ungefragt in Gang zu setzen, die die Solidargemeinschaft dann ebenso ungefragt übernehmen muß. So wie Juristen, Theologen und Politiker heute Wissenschaft und Technik hinterherlaufen und versuchen, ihre rechtlichen, ethischen und sozialen Folgen aufzufangen, so werden auch die Ökonomen gezwungen, ständig neuer Kostenlawinen Herr zu werden, die durch das Lostreten von auf immer einsamerer Höhe der wissenschaftlichen Entwicklung angesiedelten Schneebrettern der Erkenntnis zu Tal fahren.

Es ist nicht vorstellbar, daß dies auf die Dauer ohne Rückkopplung auf die Ingangsetzer so bleiben kann.

Andererseits kann die zugunsten des größeren Glückes einer anonymen Mehrheit zu treffende Entscheidung, die im Einzelfall u. U. unbarmherzig wird, nicht ohne vorgegebene Bezugspunkte und Rahmenbedingungen auf die Ebene des Verhältnisses zwischen Arzt und Patient abgewälzt werden. Eine positive oder negative Entscheidung über den Einsatz potentiell möglicher Behandlungsverfahren kann, sobald sie den Bereich von ausschließlich den Patienten selbst betreffenden medizinischen Begründungen verläßt, im Interesse des Patienten und auch des Arztes nur auf dem Boden eines allgemein akzeptierten Konsensus abgewägt und getroffen werden. Wer aber kann Voraussetzungen schaffen für die Möglichkeit zu solchen Abwägungen?

„Wir haben Bedarf an einem von uns allen annehmbaren Menschenbild, nach dem sich unsere Krankheitslehre und Heilkunst heute ausrichten kann", schreibt der Chirurg G. H. Ott 1968 in einem Aufsatz über Grenzbereiche und Axiome ärztlichen Handelns.

Wer, wenn nicht die Universität mit ihrem Anspruch und ihrem Auftrag als Universitas literarum sollte in der Lage sein, Wegweiser zu diesem Menschenbild zu werden? Allerdings müßte es ihr dazu erst wieder gelingen, aus der „diversitas" zumindest wieder so viel „universitas" zu gewinnen, daß zwischen den auseinanderentwickelten Fakultäten so wie früher wieder ein vom „lebendigen Geist" (dem laut Inschrift am Portal die alte Universität zu Heidelberg gewidmet ist) inspirierter und aufrechterhaltener leidenschaftlicher Dialog um solche Axiome möglich wird. Für eine allgemeine Akzeptanz ist es zudem heute unerläßlich, sich dazu auch in die allgemeine politische und ökonomische Verantwortung eingebunden zu fühlen. Nur so könnte die Universität wieder zu Alma mater, zu der für alle segenspendenden Mutter werden, denn es handelt sich hier nicht um eine auf die Medizin begrenzte Orientierungslosigkeit.

Wer, wenn nicht die im Zenit ihrer Kräfte und Möglichkeiten stehenden Mitglieder dieser Universitas, denen es vielleicht vergönnt sein mag, sich etwas über die Tageslast der aufreibenden Routine zu erheben, wäre in der Lage, eine solche zukunftweisende Aufgabe für die kommenden Generationen zu übernehmen und zu lösen.

So wie es bei der Weiterentwicklung und dem Einsatz medizinischer Behandlungsverfahren im Vorfeld möglicher Entscheidungszwänge in der kurzen Zeit, die uns durch Auswahl von kostengünstigeren Behandlungsverfahren, durch Rationalisierung und Verzicht auf Entbehrliches noch bleibt, der Entwicklung von Grundsätzen und Fixpunkten als Entscheidungshilfe für ärztliches Handeln bedarf, so muß auch auf dem Gebiet der Organisation der Versorgung bei den gegenüber Nierenerkrankungen zahlreicheren chronischen Erkrankungen, deren Behandlung weniger apparativen Aufwand erfordert, nachgedacht werden, ob Umorientierung hier nicht neue Freiräume zu schaffen vermag.

Wird es auf die Dauer die öffentliche Hand mit ihrem schlechterdings unvermeidbar hohen Aufwand durch Verbürokratisierung und Verrechtlichung der Hilfe sein, oder muß es nicht wieder die helfende Hand der Familie oder des Nachbarn werden, die den chronisch Kranken versorgt, einordnet in den Alltag seiner Umgebung und ihn damit zum bedingt Gesunden macht, anstatt diese Aufgabe zu delegieren, die Betroffenen auszugrenzen und dafür die in jeder Hinsicht optimale und vielleicht bald nicht mehr finanzierbare institutionalisierte Versorgung zu fordern? Die Frage nach Sinn und Möglichkeiten einer solchen Umorientierung sollte nicht nur unter dem negativen Aspekt einer möglichen Nichtfinanzierbarkeit der bisher versuchten Lösungsmöglichkeiten gesehen werden. Es gilt, über die gesundheitsökonomischen Überlegungen hinaus die möglichen positiven Entwicklungen für das Leben der Betroffenen selbst, aber auch für ihre Umgebung zu bedenken und in Rechnung zu stellen. Beschränkungen und Einschränkungen sind auf beiden Wegen nicht vermeidbar. Weder das eine – das von allen annehmbare Menschenbild –, noch das andere – die allgemeine Bereitschaft auf Verzicht von erreichten Standards und Unabhängigkeiten – ist allerdings in Sicht.

Wie ging es doch weiter bei Turgenjew? Erschrocken und wohl auch schlechten Gewissens angesichts der offensichtlichen Diskrepanz zwischen seinem unbeschwerten Jägerleben und der unvorbereiteten Konfrontation mit diesem Schicksal schlägt der Protagonist vor, für die Kranke die Unterbringung in einem Krankenhaus zu finanzieren. In einem schönen städtischen Krankenhaus, sagt er, in dem ständig Leute zu ihrer Pflege bereitstehen. Er spricht in der so leicht entstehenden

Verlegenheit am Krankenbett wider besserer Einsicht von der Möglichkeit der Aussicht auf Heilung. Vor allem aber sieht er den Vorschlag unter dem Gesichtspunkt: „In jedem Falle aber wirst du nicht mehr allein sein."

Und was geschieht? Die Kranke lehnt ab mit dem Hinweis auf ihr intaktes, wenn auch reduziertes Leben, mit ihrer Umgebung von Pflanzen, Tieren und Menschen, die ihr trotz aller Hilflosigkeit das Gefühl der weiterbestehenden Zugehörigkeit zum jetzigen Leben, und was sehr wichtig ist, auch der Kontinuität mit ihrem eigenen früheren Leben geben.

„Dort im Krankenhaus", sagt sie, „wenn ständig Leute um mich wären, würde nichts dergleichen geschehen, – und ich bekäme nichts zu spüren als mein Unglück."

In diesen wenigen Sätzen – vor 130 Jahren geschrieben – offenbart sich ein ganzes Programm, das uns manchen Hinweis für die Lösung vieler Probleme der Versorgung chronisch Kranker auch in unserer Gesellschaft geben könnte.

Literatur

Clade H (1980) (Diskussionsbeitrag). In: Renner E, Streicher E (Hrsg) Grenzen der Dialysebehandlung. Springer, Berlin, Heidelberg New York, S 102

Dahl J (1985) Per aspera ad absurdum. In: Jünger FG, Himmelheber M (Hrsg) Scheidewege 15. Röck, Weinsberg, S 1

Dahl J (1986) Der Schwarze Kutscher hätte Bedenken ... Organtransplantation und die Folgen. (Sendung im WDR, 29. 5. 1986)

Hartmann F (1986) Krank oder bedingt gesund? MMG 11: 170

Henke KD (1983) Die direkten und indirekten Kosten von Krankheiten in der Bundesrepublik Deutschland im Jahre 1980. (Beitrag zum 11. Kolloquium „Gesundheitsökonomie" der Robert-Bosch-Stiftung GmbH, 16. – 19. 11. 1983)

Illich I (1975) Medical nemesis. Calder & Boyars, London

Katsch G (1937) Garzer Thesen zur Ernährungsführung der Zuckerkranken. Klin Wochenschr 16: 399

Leyden E von (1887) (Eröffnungsansprache.). In: Verhandlungen des 6. Kongresses für innere Medizin. Bergmann, Wiesbaden

Ott GH (1986) Zwischen Hippokratischem Eid und moderner Biotechnik, Rhein Ärztebl 17: 711

„*Gesichertes*" *Wissen – Probleme der Vermittlung*

H. GÖTZE

Goethe formulierte den Begriff „gesichertes Wissen" in scherzhaft-anzüglicher Weise: „Was man Schwarz auf Weiß besitzt, kann man getrost nach Hause tragen."

Das wird aber nicht Faust, sondern dem Schüler in den Mund gelegt! In der Wissenschaft wird immer wieder gesichertes Wissen in Frage gestellt und durch neues, besser gesichertes Wissen ersetzt. Dies gehört seit dem Wiederaufbruch wissenschaftlichen Denkens im 16. Jahrhundert zum Wesen wissenschaftlichen Fortschritts!

Andreas Vesal (1514–1564) mochte sich an einer in Venedig geplanten kritischen Gesamtausgabe Galens (Claudius Galenus, 130–201?), eines Zeitgenossen Virgils, nicht mehr beteiligen, da ihm das durch Jahrhunderte als gesichert geltende Wissen Galens kein fester Grund mehr zu sein schien für die Vermittlung der Kenntnis der Funktionen des menschlichen Körpers. Wie recht er hatte, bezeugt das bei einem Frankfurter (!) Verleger erschienene Werk William Harveys (1578–1657): *Exercitatio Anatomica de Motu Cordis et Sanguinis in Animalibus* (1628), in dem die Vorstellungen Galens völlig umgestürzt wurden.

An diesen Beispielen wird die Befreiung wissenschaftlichen Denkens aus mittelalterlicher Tradition sichtbar. Jahrhundertelanges Festhalten an kaum mehr in Frage gestellten Auffassungen hatte zu Unbeweglichkeit und Unfruchtbarkeit naturwissenschaftlichen Denkens geführt, die nun durchbrochen wurden und nicht mehr zur Ruhe kommen sollten. Dazu hat nach Erfindung der Buchdruckerkunst ein sich rasch ausbreitender Wissensaustausch beigetragen – sei es durch Bücher, sei es durch Gelehrtendiskussionen und Abhandlungen der Gelehrten Akademien. (Die älteste noch heute existierende Akademie ist die 1652 in Schweinfurt gegründete „Leopoldina"). Die ersten wissenschaftlichen Zeitschriften waren das *Journal des Scavans* in Paris und die *Philosophical Transactions* in London – beide 1665 gegründet. Heute ist dies alles selbstverständlich und das inzwischen entstandene eindrucksvolle

Gebäude der Wissenschaft wird täglich und allerorten in Frage gestellt und neu geordnet. Es ist sogar schwer geworden, einen Lehrbuchtext allein auf „gesichertem Wissen" aufzubauen, ohne auf Hypothesen hinzuweisen.

Den eingangs erwähnten beiden Beispielen der Befreiung des Wissens aus erstarrten Überlieferungen möchte ich noch ein drittes zur Seite stellen, das erkennen läßt, wie gesichertes Wissen nicht nur erarbeitet, sondern auch verbreitet und zur Diskussion gestellt werden muß:

Der deutsche, in Riga lehrende Anatom Johann Adam Kulmus (1689–1745) verfaßte in der ersten Hälfte des 18. Jahrhunderts ein grundlegendes Werk über die Anatomie des Menschen, die *Tabulae Anatomicae,* die *Anatomischen Tabellen* – 1722 erstmals in Danzig in deutscher Sprache erschienen. Der Ruf dieses Buches verbreitete sich rasch, und es wurde bald aufgrund landeshoheitlicher Privilegien auch an anderen Orten herausgebracht und in mehrere Sprachen übersetzt: Lateinisch (1731), Französisch (1734) und Holländisch (1734). Holländische Ausgaben gelangten über das Handelskontor der Holländer auf der Halbinsel Dechema vor Nakasaki in das sonst von der Außenwelt abgeschlossene Japan. Der in Edo (dem heutigen Tokyo) lebende Arzt Maeno Ryotaku (1723–1804) gelangte um 1770 in den Besitz eines solchen Buches, das ihn so sehr beeindruckte, daß er am 4. März 1771 zusammen mit Sugita Gempaku (1733–1817) und zwei weiteren Kollegen anhand einer Sektion die Zuverlässigkeit der Aussagen Kulmus' prüfte. Man überzeugte sich, daß die menschliche Anatomie unvergleichlich viel besser dargestellt war als in chinesischen Werken. Der Eindruck war so überwältigend, daß die Ärzte sofort beschlossen, das Buch ins Japanische zu übersetzen. Es erschien im August 1774 in 4 Textbänden und einem Abbildungsband als *Neues Lehrbuch der Anatomie* (Kaitai Shinsho) mit Sugita Gempaku als Herausgeber. Das als gesichert anerkannte Wissen Kulmus' leitete eine grundlegende Reform und Umorientierung der Japanischen Medizin von der chinesischen zur europäischen Tradition ein.

Wir sehen an diesem Beispiel ferner, daß die mit der Technik Gutenbergs eröffneten Möglichkeiten der Vervielfältigung der Werke eines Gelehrten oder Arztes nur durch Privilegien des jeweiligen Landesherren Schutz vor Nachdrucken genossen – allerdings nur innerhalb der Grenzen des betreffenden Landes. Erst die allmähliche Entwicklung zu einem allgemeinen Urheberrechtsschutz in verschiedenen Ländern sowie der Abschluß der internationalen Berner Urheberrechtskonvention im Jahre 1886 – vor genau 100 Jahren – erschloß die Möglichkeit für einen weltweiten Schutz des gedruckten Wortes. Ohne diese Konvention wäre die großartige Entwicklung des wissenschaftlichen Gedankenaustausches innerhalb der vergangenen 100 Jahre nicht möglich gewesen. Man möge sich dies vor Augen halten angesichts gedankenloser, falsch verstandener Prinzipien des sog. freien, d. h. unentgeltlichen Flusses der Information, der gerade dann nicht mehr möglich sein wird, wenn schrankenlose widerrechtliche Verwertung geistigen Eigentums um sich greift. Von hier droht der wissenschaftlichen Literatur die größte Gefahr, der der technologische Fortschritt in Gestalt der Photokopiergeräte Vorschub leistet. Es ist verhängnisvoll zu sehen, wie auf diesem Gebiet das Empfinden für Recht und Unrecht schwindet, sogar in der täglichen Rechtsprechungspraxis. Unrechtmäßiges Photokopieren ist Diebstahl geistiger Leistung!

Wohl werden laut und vernehmlich Schutzzölle für die Einfuhr japanischer Kopiergeräte erhoben, über die Verfolgung oder gar Verurteilung unrechtmäßigen Kopierens hört man hingegen wenig. Der Geist hat keine Lobby!

Das Zeitschriftenwesen hat sich im Laufe der Zeit erweitert und differenziert. Man unterscheidet heute 3 Typen: zum einen gibt es die Primär- oder Originalienzeitschriften (auch wissenschaftliche Archive genannt), die neue Forschungsergebnisse zur Diskussion stellen, ja die Formierung neuer Forschungsrichtungen unterstützen (Histochemie!). Der 2. Typus sind die Sekundärzeitschriften, die jeweils in größerem Zusammenhang über Fortschritte der wissenschaftlichen Entwicklung auf bestimmten Gebieten berichten. Man nennt sie Fortschritte- oder Ergebnisseberichte. In ihnen soll klar erkennbar sein, was gesichert und was noch hypothetisch ist. In diesen Bereich gehören auch die Facharztzeitschriften. Im Englischen sind diese Bezeichnungen übernommen worden als „progress series" oder „advances series".

Schließlich sprechen wir von einer Tertiärliteratur, unter der Referateliteratur verstanden wird (im Englischen „abstracts" oder „reviews"). Sie sammeln und referieren die Literatur über bestimmte Wissensgebiete. Vollständigkeit wird angestrebt. Im Gegensatz zu den Ergebnisseberichten, in denen Forschungsergebnisse bewertet und in einen größeren Zusammenhang gestellt werden, ist es nicht Aufgabe der Tertiärliteratur zu werten und auszuwählen, sondern die Literatur systematisch und so vollständig wie möglich vorzulegen. Perfekte Vollständigkeit kann heute nur noch selten erreicht werden, weil sie an quantitative Grenzen stößt. Man wird zu einer Auswahl gezwungen, die wiederum ein Selektionsprinzip erfordert, das nicht ohne qualitative Wertungen auskommt.

Die große wissenschaftspublizistische Leistung aller genannten Zeitschriftengattungen ist im Laufe der letzten 100 Jahre vom internationalen Buchhandel unterstützt, ja erst ermöglicht worden, der jede Zeitschrift in der denkbar kürzesten Zeit an jeden beliebigen Ort der Welt bringt. Wenn man sich den vom vagen Zufall abhängigen Gang der anatomischen Information von Johann Adam Kulmus von Riga nach Tokyo in der ersten Hälfte des 18. Jahrhunderts vorstellt und mit modernen Verbreitungsusancen wissenschaftlicher Zeitschriften vergleicht, so wird die Bedeutung der heutigen Buchhandelsorganisation deutlich, die natürlich finanziert werden muß.

Was ich für die Zeitschriften gesagt habe, gilt in entsprechender Weise für Bücher. Zwar sind hier die Gruppen anders geordnet, doch kann der Originalienzeitschrift die wissenschaftliche Spezialmonographie („research monograph“) zur Seite gestellt werden, die die Resultate der Forschung eines bestimmten Wissenschaftlers oder einer Arbeitsgruppe darlegt. In Anbetracht der immer enger werdenden Spezialgebiete hat es die für die wissenschaftliche Entwicklung wichtige Spezialmonographie zunehmend schwerer, sich zu behaupten, insbesondere infolge des unverantwortlichen schrankenlosen Photokopierens. Immer kleiner werdende Auflagen erzwingen höhere Preise – ein Circulus vitiosus!

Was soll man dazu sagen, wenn angesichts dieser betrüblichen Entwicklung in der seriösen Tagespresse berichtet wird, daß eines der höchsten deutschen akademischen Gremien, der Wissenschaftsrat, in seinem 16. Rahmenplan für den Hochschulbau (1987–1990) empfohlen habe, daß die Universitätsbibliotheken sich bei Neuerwerbungen auf den sog. „Grundbedarf“ beschränken und die Anschaffung „seltener gefragter“ Bücher auf 4–5 (!) Fachbibliotheken konzentriert werden solle mit der Folge, daß Dubletten zu vernichten sind! Meine Damen und Herren, das bedeutet einen schweren Schlag gegen das wissenschaftliche Buch, besonders gegen die Spezialmonographie in Deutschland. Die ausschließliche Bewertung eines wissenschaftlichen Werkes nach der Anzahl der Leser ist skandalös und stellt die Wissenschaft auf eine Stufe mit publikumsorientierten Fernsehsendungen, deren Wert nach Einschaltquoten ermittelt wird.

Ich argwöhne, daß die Urheber dieser Vorschläge – abgesehen davon, daß sie den Wert gerade der spezielleren wissenschaftlichen Literatur für die Nachwuchsgeneration sträflich gering schätzen – sich dabei für besonders fortschrittlich halten und schon das Computerzeitalter im Auge haben, in dem es vermeintlich keine Bücher und Zeitschriften mehr geben soll. Ich komme auf diesen verhängnisvollen Irrtum noch zu sprechen und möchte alle hier Anwesenden bitten, ihren ganzen Einfluß gegen solche Entwicklungen geltend zu machen.

Neben der wissenschaftlichen Monographie steht das umfassend und allgemeiner über ein Thema referierende Werk („trade book", „reference book"). Es folgen Sammelwerke, Atlanten und lexikonartige Publikationen. Schließlich sind die wissenschaftlichen Handbücher zu nennen, die den Wissensstand eines größeren Forschungsbereichs referieren und infolgedessen nicht mehr von einem einzelnen Autor geschrieben werden können. Hier bedarf es geeigneter Herausgeber, Unterherausgeber und Autoren. Die Handbücher sind schon oft totgesagt worden, erfreuen sich aber dennoch und auch in den USA ihres Lebens – vorausgesetzt, daß man sie den modernen Organisations- und Arbeitsmöglichkeiten von Autoren und Benutzern anpaßt. Ihr Wert liegt nach wie vor in der Ausbreitung des Standes an gesichertem Wissen zu einem bestimmten Zeitpunkt, auf dem weitere Forschung aufbauen kann.

Es sei an dieser Stelle eine mehr technische, aber nichtsdestoweniger bedeutsame Einzelheit vermerkt, die insbesondere die medizinische Literatur betrifft: die Vermeidung fehlerhafter Zahlenangaben – etwa bei Dosierungsmengen. Hier hat sich die Regel herausgebildet, daß allein der Autor für die Richtigkeit der in einem Buch oder einer Zeitschrift publizierten Zahlenangabe verantwortlich ist, da nur er die exakten Daten kennt und in der Korrektur überprüfen muß. Eine Verschärfung der Haftungsvorschriften im Rahmen der EG ist ab Anfang 1987 zu erwarten.

In den letzten Jahren ist die Wissensverbreitung durch das gedruckte Wort durch die elektronische Datenverarbeitung mit ihren unbegrenzt erscheinenden Möglichkeiten der Erfassung riesiger Faktenmengen ergänzt worden. Dies kommt einer Entwicklung entgegen, die im Zuge der Ausbreitung und Differenzierung der Forschung nach Ordnung des gewaltig vermehrten Wissensgutes ruft, das in Form gedruckter Referate oder handbuchartiger Sammlungen allein nicht mehr zu bewältigen ist.

Um Ihnen nur ein Beispiel aus der Chemie zu nennen: In den Jahren 1830–1960 (*150 Jahre*)sind 1,5 Mio. organisch-chemische Verbindungen entdeckt und in einem Zeitraum von 100 Jahren beschrieben und veröffentlicht worden. Von 1961–1985 (*25 Jahre*) – d. h. 1/6 des vorangehenden Zeitraums – wurden zusätzlich 5 Mio. Verbindungen, d. h. mehr als das 3fache entdeckt und in einem Zeitraum von nur 20 Jahren veröffentlicht.

Die elektronische Datenverarbeitung ist gerade zur rechten Zeit verfügbar geworden, um sich der Speicherung und abrufbereiten Präsenz dieser immensen Datenmengen anzunehmen, ohne daß gedruckte Datensammlungen für den praktischen Gebrauch damit überflüssig würden. Es bieten sich auch Möglichkeiten von Verbundsystemen handbuchartiger gedruckter Medien mit elektronischen Datenordnungen an. Voraussetzung für ein tadelloses Funktionieren der elektronischen Datenspeicherung und ihrer Abrufbereitschaft ist die fehlerfreie Eingabe, damit wirklich gesichertes Wissen verfügbar ist.

Die bemerkenswerten technischen Fortschritte der elektronischen Datenverarbeitung eröffnen ferner neue Möglichkeiten für die Erstellung und Speicherung von wissenschaftlichen Manuskripten zur beliebigen Weiterverwendung. Computerfans sagten deshalb schon vor Jahren das Ende der konventionellen Zeitschrift, ja allgemein des gedruckten Wortes voraus. Abgesehen davon, daß die laufend vorgebrachten Wünsche für neue Zeitschriftengründungen aus dem Kreise der Wissenschaft selbst eine solche Prophetie Lügen strafen, halte ich diese Auffassung für ein kapitales Mißverständnis der Entstehung und Verbreitung des in wissenschaftlichen Zeitschriften niedergelegten Wissens. Der Forscher – auf den Schultern der vor ihm Forschenden stehend und auf ihren Arbeiten aufbauend – leistet wissenschaftliche Arbeit, die er publiziert, um sie wiederum möglichst vielen anderen Forschern bekannt zu machen und damit neue Forschung anzuregen. Die wissenschaftliche Literatur ist nicht nur Medium der Verbreitung, sondern hilft indirekt neue Forschung aufzubauen. Ihre Form und ihr Gebrauch haben durch Jahrhunderte eine anthropomorphe Gestalt gefunden, die die kognitiven Vorgänge bei der Erfassung und Verarbeitung von Wissen wiedergibt und ihnen entspricht. Das Auge folgt dem Text in einer Zeitschrift nicht wie ein Cursor auf dem Bildschirm, sondern man blättert vorwärts und zurück, man sieht auch die anderen Artikel – am Schluß findet man vielleicht etwas ganz anderes, viel Wichtigeres, als was man gesucht hatte. Man möchte ferner „seine" Zeitschrift oder ein bestimmtes Buch auch dort lesen oder durchblättern, wo kein Monitor steht – in der Eisenbahn, daheim – bei einer Tasse Kaffee – etc. Außerdem möchte jeder Autor das Endergebnis jahrelanger Forschungsarbeit in Gestalt eines guten Zeitschriftenbeitrags oder einer wissenschaftlichen Monographie vor sich sehen und nicht in einem Datenpool unsichtbar versenkt und schwer benutzbar begraben wissen.

Das gedruckte Wort und die faszinierenden Möglichkeiten der Computertechnik, die noch keineswegs ausgeschöpft sind, stehen sich nicht ausschließend, sondern einander ergänzend gegenüber, ebenso wenig wie das Fernsehen die Theater und Opernhäuser verdrängt hat. Der überaus kluge und geistreiche Heinz Zemanek aus Wien, einer der Pioniere der Computertechnik, hat erst jüngst emphatisch erklärt, daß der Computer das Buch keineswegs überflüssig machen wird.

Eine sehr nützliche Aufgabe erfüllt die Computertechnik bei der Produktion eines Buches oder einer Zeitschrift. Doch hat dieser Einsatz keinerlei Bedeutung für die Verbreitungsmöglichkeiten eines Druckwerkes selbst. Der Vorgang ist auch völlig unabhängig davon, ob das wiedergegebene Wissen gesichert ist oder nicht.

Die Qualität des wiedergegebenen Wissens hängt ausschließlich von den Autoren des Werkes ab, bei Zeitschriften geführt und beeinflußt von den Herausgebern bzw. dem federführenden Herausgeber. Dessen Wahl ist entscheidend für das Wohl und Wehe einer Zeitschrift, und es ist eine der schwierigsten und verantwortungsvollsten Aufgaben, stets dafür zu sorgen, daß Zeitschriften und Bücher von wissenschaftlich hervorragenden und zugleich von verantwortungsbewußten Herausgebern und Autoren konzipiert und bearbeitet werden. Die Qualität des wiedergegebenen Wissens und der Grad der Zuverlässigkeit sind ausschlaggebend für den Erfolg eines Buches und den Fortbestand einer Zeitschrift. Nichts kann dieser Forderung zur Seite gestellt werden, nichts sie entkräften. In diesem Rahmen hat der Verleger nach Maßgabe seiner Erfahrung und Sachkenntnis die wichtige Aufgabe, sich um die besten Autoren und Herausgeber zu bemühen. Er hat hierfür insofern eine günstige Ausgangsposition, als er außerhalb des wissenschaftsinternen Wettkampfs steht und – dem wirtschaftlichen Zwange seines Unternehmens folgend – stets bemüht sein muß, objektiv die besten erreichbaren Kräfte zu gewinnen – ebenso wie er ganz natürlicherweise versuchen wird, seinen Büchern und Zeitschriften den weitesten Leserkreis zu schaffen, um die wirtschaftliche Tragfähigkeit zu erkämpfen. Dabei wird er selbstverständlich in Fällen, in denen der hohe wissenschaftliche Wert eines Manuskripts hinter den Verkaufsmöglichkeiten zurücksteht, wirtschaftliche Überlegungen unterdrücken, soweit ihm das die erfolgreiche Verlagstätigkeit insgesamt gestattet.

Am Schluß noch ein Wort zur Sprache, dem wichtigsten Instrument der Vermittlung gesicherten Wissens. Es ist erschreckend zu sehen, wie die Sprache als unser lebenslanger lebendiger Begleiter vernachlässigt, ja mißachtet wird und somit verkommt. Sicher verursacht die Ausschöpfung aller ästhetischen und sachlichen Möglichkeiten einer Sprache und ihres Stils viel Mühe; sie ist eine Frage der Erziehung und Übung. Dabei dient jede Verbesserung des Stils der besseren Klarheit der gedanklichen Konzeption selbst, *nicht* nur ihrer Vermittlung. Nietzsche hat gesagt: „Den Stil verbessern, heißt Gedanken verbessern – und gar nichts weiter."

Hierzu tritt noch ein neues Problem: Das Englische hat die Rolle der Lingua franca im internationalen Gedankenaustausch eingenommen, die im Mittelalter und in der frühen Neuzeit das Lateinische innehatte. Die Bewegung verlief vom Lateinischen zu den Nationalsprachen, bis der wachsende Zwang zu leichterer weltweiter Verständigung ein neues Bindeglied forderte, das in der englischen Sprache gefunden wurde. Für Wissenschaftler aus nichtenglischsprechenden Ländern ist damit die Forderung nach stilistischer Beherrschung einer zweiten Sprache erwachsen.

Die Pflege des sprachlichen Ausdrucks ist der Schlüssel zur Darstellung und Verbreitung gesicherten Wissens. Ich kann dem Scherzwort nicht folgen: „The scientific language of the future will be broken English" – obwohl oft genug ernsthaft danach gehandelt wird.

Ich möchte abschließend zusammenfassen:
Die Darstellung und Verbreitung gesicherten Wissens erfordern
- wissenschaftliche Qualifikation und Verantwortungsbewußtsein der Autoren und Herausgeber,
- eindeutige Hinweise auf Hypothetisches,
- Sorgfalt und sprachliche Eindeutigkeit bei der Manuskriptabfassung,
- erforderlichenfalls *stilistische oder sprachliche (Englisch!) Kontrolle* (durch den Verlag),
- Qualität und Zuverlässigkeit der Herstellung,
- weltweite Verbreitungsmöglichkeit.

Literatur

Keene D (1969) The Japanese discovery of Europe 1720–1830. Stanford University Press, Stanford

Kern E (1983) Schicksal und Zukunft alter und neuer Zeitschriften. Langenbecks Arch Chir 361: 837-840

Nietzsche F (1923) Gesammelte Werke, Bd IX. München (Musarion-Ausgabe), S 256

Vianden HH (1985) Die Einführung der deutschen Medizin im Japan der Meiji-Zeit. In: Schadewaldt H (Hrsg) Düsseldorfer Arbeiten zur Geschichte der Medizin, Bd 59. Triltsch, Düsseldorf

Arznei – Mittel der Forschung und Behandlung

G. FÜLGRAFF

Der bekannte Pariser Epistemologe und Wissenschaftshistoriker Pierre Thuillier schrieb kürzlich in einem Aufsatz mit dem Titel „L'expérimentation sur l'homme" in der angesehenen französischen Zeitschrift *La Recherche* von einer „geräuschlosen Revolution", die sich in Medizin und Biowissenschaften in den letzten Jahren vollzogen habe [8]. Einer Revolution komme nämlich das Ausmaß gleich, in dem das Experimentieren an Menschen zugenommen habe, und geräuschlos sei diese, weil das Publikum sich keineswegs darüber im klaren zu sein scheine, in welchem Maße die Krankenhäuser Orte des Experimentierens geworden seien. Selbst unter Ärzten sei man sich der zunehmenden Veränderung nicht bewußt. Heilversuche erhielten immer häufiger und deutlicher experimentellen Charakter und eine wachsende Zahl von Ärzteforschern unternehme Versuche an Menschen mit ausschließlich wissenschaftlichem Ziel. Thuillier zitiert auch andere Stimmen, nicht nur aus Frankreich, mit dem Tenor, daß wahrscheinlich nur wenige der praktischen Ärzte oder der Ärzte für Allgemeinmedizin sich vollständig darüber im klaren seien, was mit ihren Patienten geschehe, wenn sie diese in ein Krankenhaus eingewiesen haben, jedenfalls dann, wenn es sich bei diesem Krankenhaus um eine medizinische Universitätsklinik handele.

Lassen wir dahingestellt, ob der Terminus Revolution, den Thuillier verwendet, nicht ein wenig zu dramatisch ist für eine Entwicklung, von der er selbst schreibt, daß sie sich über Jahrzehnte hin vollzogen habe. Richtig scheint jedenfalls, daß diese Entwicklung sich „geräuschlos" vollzog, nicht nur weitgehend unbemerkt von der Öffentlichkeit, sondern auch von der Mehrzahl der niedergelassenen Ärzte; ja, es könnte sogar interessant sein zu untersuchen (wenn dies denn möglich wäre), ob und inwieweit die an den großen Kliniken tätigen Kollegen sich des stetigen Wandels bewußt sind, dem ihre Tätigkeit und damit auch, wenigstens zum Teil, die Beziehung zu ihren Patienten in den letzten 20–30 Jahren unterlag und wie sie diesen Wandel selbst empfinden.

Dies setzt voraus, daß die Annahme, es habe in jüngster Zeit einen Wandel gegeben, zutrifft, eine Annahme, die besonders pointiert von Thuillier, aber auch von anderen vorgetragen wurde. Einige Anzeichen deuten indes darauf hin, daß es solche Veränderungen gegeben hat. Mag es auch immer schon Versuche an Menschen gegeben haben, so waren sie, wie man der älteren Literatur der Vorkriegszeit entnehmen kann, eher Einzelfälle, und die beteiligten Forscher fühlten sich im Zwiespalt zwischen ihrem Gewissen als Menschen und Ärzte, das ihnen die Versuche eher verbot, und ihrer aufgeklärten Überzeugung, daß die Versuche für den Fortschritt der wissenschaftlichen Medizin unentbehrlich seien. Es gab jedenfalls keine breite Diskussion über rechtliche und ethische Fragen des Versuchs an Probanden und Patienten.

Anders in den vergangenen 2 Jahrzehnten bis heute. Die Diskussion ist auf breiter Ebene in Gang gekommen, und sie wird keineswegs defensiv geführt. Die ärztlichen Forscher fühlen sich weder subjektiv in einem Zwiespalt noch sind sie, jedenfalls innerhalb der Zunft, unter dem Zwang oder in Not, sich zu rechtfertigen. Da und soweit der Weg, den die zeitgenössische Medizin unternimmt, als der Weg des Fortschritts anerkannt ist, ist auch die damit verbundene und sich daraus ergebende Notwendigkeit des Experiments an Menschen unbestritten anerkannt. Internationale und einzelstaatliche Richtlinien und Kodizes beschreiben allerlei Grundsätze, an denen der Arzt sein Handeln auszurichten, versuchen kann. Eine breite Literatur hat in den letzten Jahren den rechtlichen und ethischen Rahmen für Versuche an Menschen beschrieben, ausgeleuchtet und Schritt für Schritt erweitert. Der Bürger tritt dem Arzt nicht mehr nur als Patient, sondern zunehmend auch als Versuchsobjekt gegenüber.

Viele Versuche – oder sagen wir besser: Untersuchungen und Erprobungen – vollziehen sich an Kranken im Verlauf einer normalen Behandlung. Die Untersuchungen sind eng verknüpft mit therapeutischen Handlungen; beide hängen oft miteinander zusammen, sind kaum voneinander zu unterscheiden und zu trennen.

Mancher Versuch unterscheidet sich insoweit kaum von der traditionellen Weise, ärztliche Erfahrung zu gewinnen. Allenfalls ist das Vorgehen regelhafter und stärker formalisiert, wobei man vielleicht künftig wieder skeptischer gegenüber der Gefahr sein wird, die eine zu strikte Formalisierung ebenfalls in sich birgt. Nicht alles, was formalisiert und schematisiert ist, ist deshalb schon wissenschaftlich oder gar innovativ. Umgekehrt verlangt Wissenschaftlichkeit nicht notwendigerweise und immer Formalisierung. Alle Wissenschaft beruht auf Erfahrung, die bearbeitet, geordnet, verglichen, verknüpft, berichtigt, ergänzt wird. So entsteht aus Erfahrung Erkenntnis. Der Erfahrung verdanken wir es, wenn unsere Erkenntnis, unser Denken frei ist von zu vielen und dauerhaften Fiktionen. Erfahrung und, um sie zu bilden, immer wieder neue Versuche, sind dafür Voraussetzung.

Insofern ist jede Therapie ein Versuch, als sie dazu beitragen kann, Erfahrung zu bilden. Dennoch müssen wir uns bemühen, die Unterschiede zu sehen und zu beachten, die zwischen dem Versuch einer Heilbehandlung, dem Heileingriff, der einfach deshalb ein Versuch ist, weil sein Ausgang nicht mit Sicherheit vorhergesagt werden kann, einem Heilversuch, der schon eher Versuch im Sinne von Experiment, Neuland, ist, und dem Humanexperiment, einem Versuch also ohne unmittelbare therapeutische Absicht, bestehen, auch wenn, – wie Buchborn sicher zu Recht betont – „im klinischen Alltag oft fließende Übergänge bestehen" [3]. Oft kann nur der verantwortliche behandelnde Arzt im Einzelfall wissen, ob er mit einer bestimmten Maßnahme behandelt oder forscht. Der Unterschied liegt oftmals weniger im Charakter der Handlung selbst begründet als im Bewußtsein des Handelnden und in der seine Handlung begründenden, überwiegenden Absicht, in den Motiven seiner Handlung.

Die Übergänge zwischen Heileingriff, Heilversuch und Humanexperiment sind in der Tat schwerlich eindeutig und für alle vorkommenden Fälle zu beschreiben. Einen Grund dafür hat Buchborn einmal durch den Hinweis benannt, daß der medizinische Fortschritt sich, wie der Name sage, schrittweise vollziehe. Eine neue Behandlung wird nicht plötzlich, in einem Akt, zu einer anerkannten Methode; die zweite Neulandbehandlung ist eben immer noch ein Heilversuch, ein Experiment, und nicht schon deshalb, weil es die zweite ist, ein normaler Heileingriff. Der Weg von der experimentellen zur „normalen" Behandlung kann Jahre dauern, während derer sich der Charakter der Maßnahme langsam, aber nicht immer stetig, vom Heilversuch zur Heilbehandlung wandelt.

In anderen Fällen kann die Abgrenzung noch schwieriger sein. Zur Rettung des Lebens schwer kranker oder verletzter Patienten darf nichts „unversucht" bleiben. In dieser in die Umgangssprache übernommenen Redeweise kommt zum Ausdruck, daß die außergewöhnliche Situation auch außergewöhnliche Mittel rechtfertigt. „Haben Sie alles versucht?" Oder: „Wir haben alles versucht". Man ginge wohl fehl in der Annahme, Angehörige meinten mit dieser Frage „Versuch" im Sinne eines wissenschaftlichen Experiments oder hörten dies aus der Antwort heraus. Aber gerade, wenn es um alles geht, darum, „alles zu versuchen", jede Möglichkeit zu nutzen, auch neue Techniken oder neue Arzneimittel, bedeutet die Anwendung dieser Techniken und Arzneimittel sowohl eine Chance für den Patienten als auch gegebenenfalls für den Therapeuten. Für den Patienten geht es um Leben und Gesundheit, für den Therapeuten um einen wissenschaftlichen oder technischen Beitrag zum Erfahrungs- und Erkenntnisgewinn der medizinischen Wissenschaften.

Die Motive verändern und verschieben sich im Verlauf des Umgangs mit einer Neulandbehandlung: Steht am Beginn der Versuch, an Patienten und zu deren Wohl eine neue Behandlungsmethode zu erproben, so kann der nächste Schritt darin bestehen, mehr über Ätiologie, Pathogenese, Verlauf und Komplikationen der Krankheit zu lernen und schließlich darin, das medizinisch-biologische Wissen insgesamt zu bereichern.

Jedes dieser Motive ist ehrenwert und rechtfertigt den Schweiß der Forscher. Aber weil diese Motive so ehrenwert sind, besteht die Gefahr, daß sie übermächtig werden. Bedenken erscheinen ihnen gegenüber kleinlich und kleinkariert, wer sie äußert, läuft Gefahr, im Kollegenkreis als lästiger Störenfried aufzufallen. Ethikkommissionen, die klinische Forschungsvorhaben an Patienten vor ihrem Beginn begutachten sollen, wurden zwar allenthalben eingerichtet, aber ihre Stellung ist nicht überall gefestigt, und längst nicht alle im jeweiligen Einzugsbereich durchgeführten Forschungsvorhaben werden ihnen vorgelegt.

Gerade weil die Motive für die Forschung an Patienten in den Krankenhäusern so überzeugend sind, müssen wir uns stets vor Augen halten, daß auch der beste Zweck die Mittel nicht heiligt, ja nicht einmal rechtfertigt.

Auch die Ärzte der Konzentrationslager haben ihre grausamen Menschenversuche mit dem erwarteten Erkenntnisgewinn begründet und verteidigt. Vergebens: Justiz und Weltöffentlichkeit haben sie verurteilt. Der Prozeß gegen die Ärzte der Konzentrationslager war auch der Anstoß für die internationale Ärzteschaft, sich dem Problem der biomedizinischen Forschung an Menschen zu stellen. Erstmals in Nürnberg 1947 und später in Helsinki 1964, in Tokyo 1975 und in Manila 1981 hat der Weltärztebund es unternommen zu erläutern, unter welchen Voraussetzungen Forschung an Menschen mit ärztlicher Ethik und Überlieferung in Einklang steht.

Der gute Zweck reicht nicht; auch nicht das Motiv des Erkenntnisgewinns. Es hieße Eulen nach Athen tragen, wenn man diese Erklärungen vor einem Publikum darstellen wollte, das mit ihnen zweifellos bestens vertraut ist. Aber die schönsten Erklärungen internationaler und einzelstaatlicher Organisationen verhindern nicht, daß immer wieder und überall auf der Welt Versuche stattfinden, die diesen Regeln widersprechen.

Mein Kollege W. Forth hat kürzlich auf einer Tagung in München einige Beispiele solcher Versuche vorgetragen [4]. Man könnte diesen viele weitere hinzufügen; z. B. Experimente mit Psychopharmaka für militärische Zwecke; oder psychologische Experimente, bei denen es zum Versuchsplan notwendigerweise gehörte, daß die Versuchspersonen hintergangen wurden; oder Versuche, bei denen entwicklungsgestörte Kinder mit Hepatitisviren infiziert wurden; oder, wenngleich dies natürlich eine andere Ebene ist, alle Versuche, die ohne Aufklärung und Zustimmung der Patienten stattfinden.

Solche Experimente drohen jeweils alle Forschung an Menschen zu diskreditieren. Gerade wenn und weil wir klinische Forschung an Probanden und Patienten für notwendig erachten, müssen wir uns peinlich an die Regeln halten, die dafür gelten, und uns gemeinsam gegen Kollegen wehren, die dagegen verstoßen. Solche Verstöße sind keine mit forscherischem Ungestüm entschuldbaren Kavaliersdelikte; vielmehr erschweren sie die Akzeptanz der klinischen Forschung überhaupt.

Nicht Ethikkommissionen behindern die biomedizinische Forschung, sondern umgekehrt deren Nichtbeteiligung. Ethikkommissionen können sowohl, wie D. Rössler formulierte, der ethischen Selbstregulation der Forschung dienen als auch der gesellschaftlichen Kontrolle der Forschung von außen. „Die Ethik der Biomedizinischen Forschung ist durch Grundsätze bestimmt, die von den Forschern selbst aufgestellt werden und die durch ihre öffentliche Anerkennung die Praxis dieser Forschung in der Gesellschaft legitimieren sollen." [7] Es lohnt m. E. das Nachdenken darüber, ob dieser Prozeß der öffentlichen Anerkennung erleichtert werden würde,
– wenn wir das Netz unserer Ethikkommissionen verbreiterten,
– diesen wirklich alle Forschungsvorhaben, die an Menschen durchgeführt werden sollen, auch vorlegten,
– ihre Voten, jedenfalls wenn sie negativ sind, verbindlich machten und vor allem,
– wenn wir Vertreter der Öffentlichkeit, d. h. der heutigen und potentiell künftigen Patienten an der Arbeit der Ethikkommissionen beteiligten.

Wir sollten von den USA nicht nur Coca Cola, Schnellimbißketten und idiotische Filme übernehmen, sondern auch von den Erfahrungen der Ethikkommissionen mit Beteiligung der Öffentlichkeit profitieren.

Buchborn hat darauf hingewiesen, „daß Verwissenschaftlichung und Verrechtlichung der modernen Medizin beide ihre Wurzel im gemeinsamen Ziel von Aufklärung und Naturwissenschaft haben, den Menschen nicht nur aus dogmatischer Fremdbestimmung zur Autonomie, sondern auch aus der Übermacht der Natur und damit auch aus den Gefahren der Krankheit zu befreien" [3]. „Gemeinsame Wurzel" von Verwissenschaftlichung und Verrechtlichung heißt, daß einerseits das Bestreben des Arztes und Forschers, Krankheiten besser zu verstehen und die Arzneibehandlung auf wissenschaftliche Füße zu stellen, andererseits nicht minder der Schutz des Patienten vor dem experimentierenden Arzt bzw. sein Anspruch, Versuchsobjekt nur zu sein, wenn er dem ausdrücklich zugestimmt hat, dieser gemeinsamen Wurzel der Aufklärung entstammen. Wenn das so ist – und ich stimme Buchborn darin zu –, sollte das eine ohne das andere nicht denkbar sein und nicht vorkommen.

Zwar öffnet die ärztliche Therapiefreiheit einen weiten Rahmen, innerhalb dessen Behandlungs- und Heilversuche in das vom Patienteninteresse beherrschte Ermessen des Arztes gestellt sind. Sobald aber zu der Absicht und dem Interesse, einem bestimmten Patienten zu helfen, „das wissenschaftliche Interesse des Forschers hinzutritt" [3], ist das Vorgehen nicht mehr durch das Privileg der Therapiefreiheit abgedeckt. In diesem Fall finden die Regeln des Arzneimittelgesetzes für die klinische Prüfung Anwendung, deren wichtigste Aufklärung und Zustimmung des Patienten sind. Es wäre falsch anzunehmen, diese Regeln gälten nur dann, wenn es sich um einen formalisierten, kontrollierten klinischen Versuch mit Randomisierung und Zufallszuteilung der Patienten handele. Klinische Prüfung im Sinne des Arzneimittelgesetzes ist vielmehr jede „Anwendung eines Arzneimittels mit dem Zweck, über den einzelnen Behandlungsfall hinaus Erkenntnisse über den therapeutischen Wert dieses Arzneimittels zu gewinnen" [1].

Arzneimittel haben in den Kliniken eine Doppelrolle als Mittel der Behandlung und der Forschung – zur Verbesserung künftiger Behandlung. Die Anwendung von Arzneimitteln fällt unter das Privileg der Therapiefreiheit dann und nur dann, wenn sie ausschließlich dem Wohl eines konkreten Patienten dient. Dazu gehören auch einzelne Heilversuche, die in der Absicht unternommen werden, individuellen Patienten zu helfen. Die Arzneimittelanwendung fällt hingegen unter die Regeln für die klinische Prüfung, wenn es Zweck der Anwendung (auch) ist, Erkenntnisse zu gewinnen, die verallgemeinert werden können. Man wird gut daran tun, bei der Erprobung neuer Arzneimittel oder bekannter Arzneimittel für neue Indikationen die Grundsätze der §§ 40/41 AMG regelmäßig zu beachten, im Zweifelsfall lieber einmal zu oft als einmal fälschlich nicht.

Das Arzneimittelgesetz enthält übrigens in seinem Abschnitt über den „Schutz des Menschen bei der klinischen Prüfung" so wenig wie an irgendeiner anderen Stelle einen Hinweis darauf, wie solche Prüfungen methodisch durchzuführen seien. Es wird keine bestimmte Methode privilegiert, auch nicht die des kontrollierten klinischen Versuchs. Einerseits ist der kontrollierte klinische Versuch derzeit (noch) der Königsweg der wissenschaftlichen Arzneimittelprüfung; andererseits sollte darüber weder die ärztliche Beobachtung vernachlässigt werden, noch sollte der kontrollierte klinische Versuch gedankenlos überall zum Einsatz kommen, was bedeutete, daß er oft nicht erforderlich oder ungeeignet wäre [5]. „Es muß jeweils geprüft und begründet werden, ob ein kontrollierter klinischer Versuch *nötig* und angemessen ist, ob ein kontrollierter klinischer Versuch *möglich* und angemessen ist" – oder ob ein anderes methodisches Vorgehen sinnvoller ist – „und wie ein kontrollierter klinischer Versuch angemessen durchgeführt werden kann" [6]. Im übrigen ist die Phantasie der Wissenschaftler nicht nur erlaubt, sondern gefordert, das methodische Instrumentarium weiterzuentwickeln, mit dessen Hilfe wir den Wert therapeutischer Maßnahmen bestimmen können. Verlangt wird dabei die Quadratur des Kreises: Die Vorteile des kontrollierten klinischen Versuchs sind zu erhalten und mit dem Respekt vor der Individualität des Kranken, mit Offenheit für ein hermeneutisches Verständnis von Krankheit, mit stärkerer Berücksichtigung von Parametern des Befindens und der Lebensqualität zu verbinden, kurz: die Integration von ärztlicher und wissenschaftlicher Erfahrungsbildung, auf deren Verschiedenheit Buchborn uns auch hinwies [2], wird gefordert.

Es mag vorübergehend wissenschaftliche Anerkennung verschaffen, es mag vielleicht Auftraggeber zufriedenstellen, einen Kanon von methodischen Regeln unterschiedslos jeder Fragestellung überzustülpen; intellektuell befriedigend ist es wohl kaum. Es kommt eben nicht nur darauf an, daß man sich an Regeln hält, vielmehr verlangt nach Kant die Anwendung von Regeln gerade eine Urteilskraft, die nicht durch Regeln gesichert werden kann.

Literatur

1. Arzneimittelrecht – Kommentar (Hrsg. Kloesel A, Cyran W, fortgeführt von Feiden K, Pabel H). Deutscher Apotheker Verlag, Stuttgart (Loseblattsammlung)
2. Buchborn E (1983) Erfahrung in der Medizin. MMW 25: 185f (Editorial)
3. Buchborn E (1985) Therapiefreiheit und Neulandbehandlung aus medizinischer Sicht. In: Kleinsorge H, Hirsch G, Weißauer W (Hrsg.) Forschung am Menschen. Springer, Berlin Heidelberg New York Tokyo

4. Forth W (1986) Mißbrauch von Placebos. In: Hippius H, Überla G, Laakmann G, Hasford J (Hrsg.) Das Placebo-Problem. Fischer, Stutgart New York
5. Fülgraff G (1985) Clinical trials and chronic diseases. In: Steichele C, Abshagen U, Koch-Weser J (Hrsg.) Drugs between research and regulations. Steinkopff, Darmstadt
6. Fülgraff G (1985) Der kontrollierte klinische Versuch – eine kritische Würdigung. Pharmazeut Z 130: 3309–3313
7. Rössler D (in Vorbereitung) Humanexperimente am Gesunden und Kranken aus ethischer Sicht. In: Fülgraff G, Lenau H, Maier-Lenz H (Hrsg.)
8. Thuillier P (1986) L'expérimentation sur l'homme. La Recherche 17: 952–956

Klinische Forschung – Auswahl und Förderung

W. Gerok

Mein erstes Wort sei ein Wort des Dankes für die Einladung zu einem Referat vor dieser illustren Gesellschaft, die sich zur Feier des Geburtstags von Eberhard Buchborn versammelt hat. Dieser Dank ist um so mehr angebracht, als ich selbst nicht aus der gleichen Schule wie Eberhard Buchborn komme. Wir haben auch nie auf gleichen Gebieten wissenschaftlich gearbeitet. Wir sind uns aber immer wieder begegnet: in Marburg, als Eberhard Buchborn an der Schwiegkschen Klinik und ich bei H. E. Bock arbeitete, dann später bei der DFG und nicht zuletzt bei der Deutschen Gesellschaft für Innere Medizin. Durch diese vielfachen Begegnungen unter verschiedenen Bedingungen habe ich einige Wesenszüge an Ihnen, lieber Herr Buchborn, besonders kennen- und schätzen gelernt: Ihre Offenheit für das Neue, Ihre neidlose Anerkennung der Leistung anderer, Ihre Abneigung gegen alles Geschraubte und Pathetische und nicht zuletzt Ihre Bescheidenheit und Selbstkritik. Alle diese Eigenschaften sind bei Professoren, die eine große Klinik leiten, nicht allgemein verbreitet, um so dankbarer sollten wir Ihnen sein, weil Sie diese Eigenschaften besitzen und wirksam werden lassen.

Ich bin aufgefordert worden, über „Auswahl und Förderung in der klinischen Forschung" zu sprechen. Ich tue dies nicht ohne Bedenken, weil theoretische Reflexionen über die Wissenschaft zu einem Modetrend geworden sind. Problematisieren von und Theoretisieren über Wissenschaft hat bei vielen die eigentliche Wissenschaft in den Hintergrund gedrängt. Dabei ist offenkundig, daß die Theorie der Wissenschaft weit weniger rational als die Wissenschaft selbst ist.

Mein Vortrag wird sich in drei Teile gliedern:

In einem 1. Teil werde ich auf einige Charakteristika der klinischen Forschung eingehen, die mir für ihre Beurteilung besonders wichtig erscheinen, in einem 2. Teil werde ich einige Hemmnisse, die aus meiner Sicht für die klinische Forschung in der Bundesrepublik bestehen, aufzeigen und in einem 3. Teil auf einige Maßnahmen zur Förderung und Verbesserung der klinischen Forschung eingehen.

Charakteristika klinischer Forschung

Unter klinischer Forschung kann man alle wissenschaftlichen Aktivitäten zusammenfassen, die der Aufklärung von Krankheitsphänomenen dienen. Klinische Forschung soll unser Wissen über die Entstehung (Pathogenese), die Erkennung (Diagnostik) und Behandlung (Therapie) von Krankheiten erweitern und vertiefen.

Diese sehr allgemeine Definition verbirgt, daß der klinischen Forschung einige Besonderheiten und Schwierigkeiten innewohnen, die man bei ihrer Bewertung und Beurteilung kennen muß. Ich beschränke mich auf 5 Punkte:

1. Das Untersuchungsobjekt bei der klinischen Forschung ist außerordentlich komplex. Die Reduktion auf einfache klinische Modelle mit streng definierbaren und monokausal variierbaren Versuchsbedingungen ist in der Regel unmöglich. Nur wenige Krankheiten des Menschen sind im Tierexperiment reproduzierbar. Die meisten Krankheiten, besonders diejenigen mit chronischem Verlauf, können nur am Menschen selbst unter dem Einfluß vieler Faktoren, die das Untersuchungsresultat beeinflussen, untersucht werden.

2. Klinische Forschung kann in der Regel nur analytisch vorgehen. Der Erkenntnisprozeß ist induktiv. Manipulierende Experimente wie im Tierversuch sind ausgeschlossen. Der induktive Schluß ist bekanntlich erkenntnistheoretisch nie absolut gültig.

3. Klinische Forschung kann nur auf der Basis einer sorgfältigen, gezielten ärztlichen Untersuchung zu gesicherten Ergebnissen führen. Die ärztliche Untersuchung dient der Klassifikation und Typisierung der Krankheitsphänomene, auch der Erkennung und Bewertung zusätzlich wirksamer Faktoren. Ärztliche Untersuchungsbefunde liefern deshalb wesentliche Entscheidungskriterien, ob ein klinisches Forschungsvorhaben durchführbar ist. Klinische Forschung kann nur so gut wie die ärztliche Beobachtung und Betreuung des Kranken sein. Der klinische Forscher sollte deshalb die modernen ärztlichen Untersuchungsverfahren in ihrer Aussagekraft und ihren Grenzen kennen – möglichst aufgrund eigener persönlichen Erfahrung.

4. Klinische Forschung erfordert aber zugleich fundierte Kenntnisse im Bereich einer medizinischen Grundlagenwissenschaft, z.B. Biochemie, Physiologie, Immunologie, Pathologie. Der klinische Forscher muß die Anwendbarkeit, die Aussagefähigkeit und die Grenzen der biochemischen, physikalischen oder immunologischen Methoden abschätzen können und einen Teil dieser Methoden selbst beherrschen. Diese Kenntnis ist nur durch längere wissenschaftliche Arbeit

auf einem Gebiet der medizinischen Basiswissenschaften zu erwerben.

5. Klinische Forschung steht unter dem Druck von großen Erwartungen und ebenso großen Befürchtungen.

Die Erwartungen gehen von der Annahme aus, daß klinische Forschung sofort in neue diagnostische oder therapeutische Fortschritte ausmünden müsse. Demgegenüber ist festzustellen, daß klinische Forschung primär die Aufklärung eines Phänomens im Bereich der Krankheit zum Ziel hat. Die oft zitierte „klinische Relevanz", d. h. die Umsetzbarkeit der Forschungsergebnisse in praktisch-ärztliche Diagnostik oder Therapie ist wünschenswert, sollte aber nicht primär und keinesfalls ausschließlich die Wahl eines Forschungsprojekts oder einer Arbeitsrichtung bestimmen. Viele wichtige Fortschritte auf dem Gebiet der Diagnostik und Therapie sind auf der Basis von Forschungsarbeiten erzielt worden, deren klinische Relevanz zunächst fraglich oder überhaupt nicht erkennbar war.

An den Befürchtungen gegenüber der klinischen Forschung sind rationale und emotionale Faktoren beteiligt. Wir müssen diese Befürchtungen ernst nehmen. Wissenschaftliche Forschung mit verschwommener Fragestellung, oberflächlicher Planung oder nichtsachgerechter Durchführung ist i. allg. wertlos, klinische Forschung wird dadurch gefährlich und schädlich. „Nil nocere" muß bei klinischer Forschung wie beim ärztlichen Handeln oberstes Gebot sein. Doch möchte ich der heute häufig vorgetragenen These widersprechen, daß Forschung am Krankenbett nur ethisch vertretbar sei, wenn sie unmittelbar in diagnostische oder therapeutische Handlungen umgesetzt werden könne. Erkenntnis ist in sich ein hoher ethischer Wert. Erkenntnis führt zum Abbau von Vorurteilen, von Aberglaube, von Dogmen und irrationalen Emotionen. Auch bedeutet die Übung in wissenschaftlicher Erkenntnis eine Schulung in der Distanz von sich selbst, in Überwindung von Wunschdenken und in Selbstkritik. Dies sind wichtige Voraussetzungen auch des ärztlichen Handelns. Freilich darf ärztliches Handeln nicht allein hierdurch geprägt sein. Das Streben nach Erkenntnis durch Wissenschaft gibt für unser ärztliches Handeln eine zwar unerläßliche, aber keine hinreichende Fundierung.

Hemmnisse der klinischen Forschung und Ursachen ihrer ungenügenden Entwicklung in der Bundesrepublik Deutschland

Die klinische Forschung in der Bundesrepublik Deutschland ist sicher nicht so schlecht wie ihr Ruf. Auf mehreren Gebieten arbeiten in der Bundesrepublik Forschergruppen und einzelne Forscher, die originelle und z. T. bahnbrechende Untersuchungen durchgeführt haben und internationale Reputation besitzen. Dies muß gerade aus dem Anlaß des heutigen Symposiums an diesem Ort festgestellt werden. Trotz der hohen Leistungen auf einigen Gebieten ist jedoch unverkennbar, daß unter Berücksichtigung von Zahl, Größe und apparativem Potential der klinischen Arbeitsstätten der Vergleich mit einigen anderen europäischen und außereuropäischen Ländern in der Summe negativ ausfällt.

Was sind die Gründe dafür, daß die klinische Forschung in Deutschland, die vor dem 1. Weltkrieg und noch in den 20er Jahren auf breiter Front Spitzenleistungen vollbrachte und die wissenschaftliche Elite der klinischen Forscher aus aller Welt anzog, so zurückgefallen ist? Ich nenne dazu aus meiner Sicht einige Hemmfaktoren.

1. Die Ausbildungsordnung der Studenten

Der entscheidende Impuls zur klinischen Forschung muß in einer sehr frühen Phase, möglichst schon während der Studentenzeit fallen. Die neue Approbationsordnung mit der ganz unkritischen Erweiterung des Fächerkanons, der Schematisierung der Ausbildung durch Lernzielkataloge und der Schematisierung der Prüfungen durch Multiple-choice-Fragen verleitet den Studenten zu einem oberflächlichen Vielwissen und zu einem inkohärenten Faktensammeln, das arm an übergeordneten Gesichtspunkten und Theorien ist und den Studenten nicht zur Forschung stimuliert.

2. Ungenügende Vorbildung für die Forschung bei Beginn der klinischen Ausbildung

Klinische Forschung erfordert heute die gründliche Einarbeitung in die Methoden eines medizinisch-theoretischen Gebietes. Diese Einarbeitung kann nicht zeitlich parallel mit der klinischen Ausbildung laufen. Deshalb sollte der Absolvent des klinischen Studiums, der sich dem Gebiet klinischer Forschung zuwenden möchte, bereit sein, für eine mindestens 2jährige Ausbildung an ein gutes Institut der theoretischen Medizin zu gehen, um dort ein möglichst breites methodisches Spektrum zu erwerben. Nur dadurch ist zu vermeiden, daß die später zu bearbeitenden Probleme im Bereich klinischer Forschung einem nur begrenzten methodischen Können angepaßt werden müssen.

3. Personalsituation an den Kliniken

Eine der wichtigsten Ursachen der Fehlentwicklungen liegen m. E. im personellen System der Kliniken. Der in die Klinik aufgenommene und für die klinische Forschung ausgebildete und motivierte Assistent ist sehr bald mit einer schwierigen Entscheidung konfrontiert: Er muß einerseits seine klinische Ausbildung (in der Regel zum Facharzt für eine Teildisziplin) in einer begrenzten Zeit absolvieren, andererseits sollte er die im theoretisch-medizinischen Institut erworbenen Kenntnisse und Erfahrungen in ein klinisches Forschungsprojekt umsetzen. Moderne klinische Forschung ist hinsichtlich der Methoden zeitaufwendig, schwierig und erfordert eigenhändige, weil allein vom Können des Forschers abhängige Arbeit. Die konkurrierenden Anforderungen des Krankenhausbetriebs an den Assistenten machen häufig eine solche wissenschaftliche Arbeit unmöglich.

4. Versäumnisse bei Ärzten in Leitungsfunktion

Ärzte in leitenden Positionen an den Kliniken sind häufig durch andere Aktivitäten und Aufgaben so stark in Anspruch genommen, daß sie den Kontakt zur Forschung zu verlieren drohen oder schon verloren haben. Sie sind deshalb nicht in der Lage, jüngere Mitarbeiter zu beraten, ihre Arbeit zu stimulieren und kritisch zu verfolgen, um Prioritäten zu setzen. Dieser Mangel eines klinisch-wissenschaftlich erfahrenen Lehrers wirkt sich vor allem bei der Auswahl der Forschungsvorhaben aus. Infolge mangelnder Beratung wählt der jüngere Mitarbeiter oftmals ein Projekt, das nach Fragestellung und methodischem Aufwand rascher und oft auch besser in einem theoretisch-medizinischen Institut bearbeitet würde, oder aber die Wahl des Forschungsprojekts erfolgt unter einer sehr vordergründigen Bewertung der klinischen Relevanz.

5. *Kooperation mit medizinisch-theoretischen Instituten und Forschern*

Die in den angelsächsischen Ländern hoch entwickelte Kooperation von theoretisch-medizinischen Instituten und klinischen Forschungsstätten ist in der Bundesrepublik nur in Einzelfällen verwirklicht. Es fehlt damit ein wichtiges Element der wechselseitigen Förderung, Stimulation und Kritik.

Zahlenmäßig kaum ins Gewicht fallend sind auch die Stellen für Biochemiker, Biophysiker, Immunologen oder Forscher auf anderen Gebieten der theoretischen Medizin, die hauptamtlich in Kliniken forschend tätig sind. Solche Positionen wären für die klinische Forschung von kaum zu überschätzender Bedeutung. Für eine fruchtbare Zusammenarbeit ist allerdings Voraussetzung, daß der Kliniker die Sprache der Grundlagenforschung versteht und daß seine Mitarbeit am Forschungsprojekt nicht auf die Zulieferung von Untersuchungsmaterial beschränkt ist. Andererseits sollte der Vertreter der theoretischen Medizin in der Klinik die spezifischen Probleme klinischer Forschung kennen und anerkennen.

Die Entwicklung der klinischen Forschung hat immer wieder gezeigt, daß entscheidende Durchbrüche dann erzielt wurden, wenn neue Denkansätze und unvoreingenommenes, vorurteilsloses Fragen in die Klinik hineingetragen wurden. Die enge Kooperation zwischen Klinik und medizinisch-theoretischen Instituten kann diese entscheidenden Impulse zur Innovation natürlich nicht garantieren, sie aber begünstigen.

Maßnahmen zur Förderung und Verbesserung der klinischen Forschung

Nach der Darstellung der Hemmnisse für eine gute klinische Forschung im vorhergehenden Abschnitt erwarten Sie nun wahrscheinlich, daß ich einen Appell an die Öffentlichkeit und an die für die Universitäten verantwortlichen Ministerien richte, die Approbationsordnung zu modifizieren, die studentischen Überlastquoten zu vermindern, unnütze Gremien aufzulösen und die pausenlos auf uns niederprasselnden Verordnungen zu stoppen. Ich werde dies jedoch nicht tun. So ungünstig diese Faktoren für die klinische Forschung an manchen Universitäten auch sein mögen: Wir müssen weg von der Klagemauer! Vor allem muß endlich Schluß sein mit den Klagen nach außen. Von außen – von einer ohnehin skeptischen Öffentlichkeit – können wir keine Hilfe erwarten, wenn wir mit wehleidigem Jammern den Eindruck erwecken, unsere Institutionen seien nicht zur Regeneration fähig.

Gewiß gibt es strukturelle Probleme, die die klinische Forschung behindern. Aber es gibt auch Möglichkeiten, sie – wenn nicht zu lösen – so doch zu mindern.

So vergibt die Deutsche Forschungsgemeinschaft für befähigte Nachwuchskräfte großzügig Ausbildungsstipendien, die dem Stipendiaten eine Einarbeitung in die Methoden eines medizinisch-theoretischen Gebietes vor dem Beginn der klinischen Ausbildung ermöglichen. Er kann dabei das methodische Rüstzeug erwerben, um später in der Klinik forschend tätig zu sein.

Damit sich der gut vorgebildete Assistent nach 2- bis 3jähriger klinischer Ausbildung der klinischen Forschung intensiv widmen kann, sind durch die DFG Stipendien für klinische Forschung geschaffen worden, wobei dem Stipendiaten eine Flexibilität in der Wahl des Arbeitsplatzes ermöglicht wird. Die Vergabe solcher Stipendien ist an die Erfüllung bestimmter Voraussetzungen geknüpft. Zu meinem großen Erstaunen sind diese Stipendien aber bisher nicht voll genutzt.

Mehr als bisher sollte Vertretern der theoretischen Medizin und der Naturwissenschaften ein Tätigkeitsfeld in den Kliniken eröffnet werden. Erste Erfahrungen könnten bei wenigen, sorgfältig ausgewählten Einzelpositionen und -personen gesammelt werden. Natürlich dürfen solche Positionen nur Forschern zugewiesen werden, die den Qualifikationsanforderungen in ihren eigenen Fächern gerecht werden. Ein solcher nichtklinischer Forscher im Rahmen der Klinik darf nicht zum „Meßknecht" degradiert werden, er muß vielmehr gleichberechtigt neben dem Leiter der klinischen Abteilung stehen und die räumlichen, apparativen und personellen Möglichkeiten zur Bildung einer Arbeitsgruppe haben.

Ein wichtiges Element für die Förderung der klinischen Forschung ist eine Schwerpunktbildung der Forschung an den einzelnen klinischen Abteilungen. Für die Krankenversorgung muß eine Hochschulklinik ein möglichst breites Repertoire diagnostischer und therapeutischer Verfahren bereithalten. Hingegen ist bei der klinischen Forschung die Konzentration auf einige wenige Themen und Themenbereiche unumgänglich. Nur durch diese Konzentration kann die „kritische Masse" für besondere Leistungen erreicht werden. Die Tendenz an vielen Kliniken, auf möglichst vielen Teilgebieten wissenschaftlich aktiv zu sein, führt in der Regel auf keinem Gebiet zu einem wirklichen innovativen Durchbruch. Einzelkämpfer der Forschung im Rahmen der Klinik stehen in der Regel auf verlorenem Posten.

Entsprechend den „clinical research units" der USA sind in jüngster Zeit an mehreren Stellen von der Max-Planck-Gesellschaft unter Beratung durch die DFG ähnliche Einheiten eingerichtet worden, in denen

Kliniker, Vertreter der theoretischen Medizin und Naturwissenschaftler an bestimmten Projekten eng zusammenarbeiten. Die Einrichtung solcher Einheiten muß von der strengen Begutachtung durch ein Gremium auswärtiger Gutachter abhängig gemacht werden. Ich bin überzeugt, daß solche Einheiten die klinische Forschung schwerpunktmäßig stimulieren können und zugleich eine wichtige Ausbildungsstätte für Nachwuchskräfte auf dem Gebiet der klinischen Forschung sind.

Mindestens ebenso wichtig, wahrscheinlich wichtiger als diese strukturellen Voraussetzungen, die z. T. unmittelbar geschaffen werden können, ist aber die Bildung und Entwicklung eines Klimas an den Klinken, das der wissenschaftlichen Forschung förderlicher ist. Die wichtigste Triebfeder für gute klinische Forschung ist ebenso wie auf anderen Wissenschaftsgebieten ein Forschungsenthusiasmus, ein *Ergriffensein von der Sache* (Max Weber). Forschungsenthusiasmus unterscheidet auch heute noch die guten Institute und Kliniken von den schlechten, nicht die Größe der Betriebsmittel und nicht die Zahl der Stellen.

Was können wir für die Pflege dieses Forschungsenthusiasmus tun? Gutes Forschungsklima und Forschungsenthusiasmus sind nicht machbar, aber man kann die Voraussetzungen schaffen, daß sie gedeihen können. Aus meiner Sicht sind die wichtigsten Voraussetzungen die vier folgenden:

1. Gute klinische Forschung mit Forschungsenthusiasmus kann sich nur an faszinierenden wissenschaftlichen Problemen entwickeln, deren Lösung neue Aspekte eröffnet, nicht nur das Wissen ergänzt und komplettiert. Solche Probleme gibt es mehr als genug, aber es gehört dennoch mit zum Schwierigsten in der klinischen Forschung, die wissenschaftlich lohnenden und mit einiger Aussicht auf Erfolg angehbaren Probleme zu erkennen. Hier liegt eine wichtige Aufgabe des Erfahrenen, jüngere Wissenschaftler anzuleiten. „Die Natur gibt uns immer Antwort, wenn wir sie richtig zu fragen verstehen" war die Devise des Freiburger Zoologen und Nobelpreisträgers Spemann.

2. Forschungsenthusiasmus und ein gutes Forschungsklima entwickeln sich vor allem bei begabten, guten Wissenschaftlern. Auch sie sind meines Erachtens im Bereich der Klinik vorhanden, aber sie müssen gesucht, gefunden, ermutigt und gefördert werden. Die beste Anlage verkümmert, wenn wir sie nicht finden und fördern. Eine der wichtigsten Aufgaben der Älteren und Erfahrenen in den Kliniken und Forschungsinstituten ist es deshalb, die besonders Befähigten unter den Studenten und jüngeren Assistenten aufzufinden, sie beim Beginn ihrer Forschungsarbeiten anzuleiten, sie zu stimulieren und ihnen durch kritisches Urteil zu helfen. Das wissenschaftliche

Gespräch mit den befähigten Nachwuchskräften und deren Förderung ist wichtiger als alle Geschäftigkeit und Geschwätzigkeit in Gremien.

3. Gute klinische Forschung, Forschungsenthusiasmus entwickeln sich häufig in einer Gruppe von Forschern, die individuell sehr verschieden sein können, aber sich den gleichen Prinzipien wissenschaftlicher Forschung verpflichtet fühlen, denn Enthusiasmus und Eifer stecken an, ebenso wie ihr Gegenteil, die Trägheit. Gewiß gibt es gelegentlich auch hervorragende „Einzelkämpfer" im Bereich der klinischen Forschung. Aber im allgemeinen ist hier Talentverdünnung gleich Talentverschwendung.

Ein solcher Eifer in einer Gruppe von Talentierten bedarf auf der anderen Seite, daß sich Universitäten und Fakultäten wieder stärker an ihrem wissenschaftlichen Auftrag ausrichten. Sie haben nicht die Aufgabe, Wartesaal, Puffer oder Reservoir für einen schwankend aufnahmebereiten Arbeitsmarkt zu sein. Die Verwandlung der Wissenschaft zu einer Arbeitsbeschaffungsagentur für Akademiker, der Universität zur Behörde und des Forschers zu einem Arbeitnehmer mit Vierzigstundenmentalität töten den Forschungsenthusiasmus. Ebenso abträglich ist natürlich dem Forschungsenthusiasmus an einer klinischen Institution, wenn sich dessen Leiter mehr um seine einträgliche Privatpraxis als um die Forschungsarbeiten seiner Mitarbeiter kümmert.

4. Gute klinische Forschung und Forschungsenthusiasmus bedürfen aber auch der Belohnung. Finanziell am wenigsten aufwendig, aber dennoch für den Wissenschaftler ungemein wichtig ist die Anerkennung durch die „scientific community". Dieses Anerkennungssystem funktioniert wissenschaftsintern sehr gut. Die Gemeinschaft der Forscher auf einem Gebiet beurteilt recht zuverlässig die Forschungsleistungen von einzelnen Forschern und Forschungsgruppen. Aber diese Bewertungen werden leider oft nicht von Fakultäten und Universitäten, die Organe der „scientific community" sein sollten, übernommen. Hier wird häufig nach Zahl und nicht nach Originalität der wissenschaftlichen Publikationen gewertet. Dieses Kriterium ist nicht nur schlecht, sondern bewirkt als Fluch der bösen Tat fortzeugend Böses im Sinne der organisierten Vielschreiberei.

Belohnung als eine Bedingung für Forschungsenthusiasmus fordert vom Leiter einer klinischen Abteilung und von den Fakultäten den Mut und die Bereitschaft zu diskriminieren: Der Assistent, der an einem vielversprechenden Projekt arbeitet oder gar bereits gezeigt hat, daß er zur wissenschaftlichen Forschung besonders befähigt ist, muß im Hinblick auf seine Arbeitsbedingungen begünstigt werden. Dies bedeutet genau das Gegenteil von Anspruch auf Gleichverteilung von Mitteln, Personal, Freistellungen, die jedem kraft eines bestimmten Dienststatus automatisch zufallen. Der Geförderte trägt natürlich auch die Verantwortung dafür, diese Begünstigung durch seine Forschungsarbeiten zu rechtfertigen.

Belohnt werden muß gute klinische Forschung und Forschungsenthusiasmus aber auch durch stärkere Berücksichtigung bei der Besetzung der leitenden Positionen an klinischen Abteilungen, besonders der Universitätskliniken. Selbstverständlich sind fundiertes klinisches Wissen und umfangreiche Erfahrung für die Ausfüllung einer solchen Position unerläßlich. Leider kommt es aber immer wieder vor, daß der originelle wissenschaftliche Kopf unter dem Vorwand ungenügender klinischer Erfahrung disqualifiziert wird. Dies ist um so leichter möglich, als klinische Erfahrung nicht belegt oder gar quantifiziert werden kann. Ein anderer, häufig vorgebrachter Vorwand ist, daß der originelle Wissenschaftler „im Umgang schwierig" sei, „kontaktarm" – oder wie dergleichen abwertende Bezeichnungen lauten. Daran mag einiges wahr sein. „Das Genie ist ein schlechter Nachbar", hat schon Lessing gewußt. Die Fakultäten sollten sich aber bemühen, nicht den bequemsten und deshalb farblosesten, sondern den originellsten Kopf zu gewinnen.

Zusammenfassung

Ich hoffe, daß ich Ihnen mit diesem langen Exkurs einige Probleme der klinischen Forschung und Möglichkeiten ihrer Lösung aufzeigen konnte. Lassen Sie mich die wichtigsten Punkte noch einmal zusammenfassen:

Im 1. Abschnitt habe ich versucht, einige wichtige Charakteristika klinischer Forschung herauszuarbeiten. Ich erinnere an den Grad hoher Komplexität des Forschungsobjekts, das ausschließlich analytische Vorgehen, den induktiven Erkenntnisprozeß und die notwendige Kombination von zwei Eigenschaften, die im klinischen Forscher vereinigt sein müssen: ärztliche Erfahrung und zugleich Beherrschung moderner Methoden der medizinischen Basiswissenschaften. Schließlich ist klinische Forschung durch Befürchtungen und hohe Erwartungen der Öffentlichkeit belastet.

Im 2. Abschnitt sind wir der Frage nachgegangen, welche Hemmnisse für die klinische Forschung in der Bundesrepublik bestehen und welche Gründe für ihren partiellen Rückstand verantwortlich zu machen sind.

Hier sind zu nennen: das forschungsfeindliche Ausbildungssystem der Studenten, die Personalsituation an den Kliniken, Versäumnisse bei Ärzten in Leitungsfunktionen und eine ungenügende Kooperation zwischen Klinik und medizinisch-theoretischen Instituten.

Im 3. und letzten Abschnitt habe ich mich mit Maßnahmen zur Verbesserung der klinischen Forschung in der Bundesrepublik befaßt. Hier gibt es Ansätze zur Lösung struktureller Probleme: Ausbildungs- und Forschungsstipendien, Forschungsprofessuren, „clinical research units". Wichtiger als diese strukturellen Maßnahmen sind aber Begeisterung für die Forschung an den klinischen Institutionen. Diesen Forschungsenthusiasmus kann man nicht „machen". Aber ich habe einige Bedingungen gezeigt, unter denen er gedeihen könnte:
– Auffindung der faszinierenden Probleme,
– Auffindung und Förderung der besonders talentierten Mitarbeiter,
– Gruppenbildung,
– Belohnung der herausragenden Wissenschaftler.

Medizin und Recht

W. Spann

Wer von meinem Referat – das sicher nicht deshalb an letzter Stelle steht, weil diese Position seiner Bedeutung entsprechen würde – etwa einen philosophischen zusammenschauenden Überblick oder auch eine kritische Auseinandersetzung mit höchstrichterlichen Entscheidungen ärztlichen Inhalts erwartet, den muß ich enttäuschen. Das Thema „Medizin und Recht" ist so breit, daß sich darin praktisch alles unterbringen ließe, was in irgendeiner Weise die Berührungspunkte der beiden großen Fächer der Jurisprudenz und der Medizin betrifft.

Mein Anliegen ist es vielmehr, die vom Gesetzgeber als Rechtsnormen erlassenen derzeit gültigen Vorschriften ebenso wie die Rechtsprechung als gegebene Fakten anzusehen und unter Außerachtlassung konkreter Fälle abstrakt die Schnittstellen beider Disziplinen aufzuzeigen, denen in der täglichen praktischen Medizin eine relevante Bedeutung zukommt.

Praktische Medizin und Rechtsprechung gleichen sich insofern, als bei beiden in der Regel kein Fall mit dem anderen identisch ist. Hier wird gerne vergessen, daß auch die körperliche Beschaffenheit des Patienten, wie z. B. seine Abwehrlage, keine immer gleichbleibende Größe darstellt, sondern eine große Schwankungsbreite aufweisen kann. In beiden Disziplinen stehen für die Beurteilung des Einzelfalls Grundschemata zur Verfügung.

Die ordnende Hand des Gesetzgebers regelt das Zusammenleben der Menschen unter verschiedenen Aspekten. So befaßt sich die Rechtswissenschaft, deren Voraussetzung die Gesetzgebung ist, mit dem bürgerlichen Recht, dem Strafrecht, dem Sozialrecht und zahlreichen anderen Rechtszweigen. Obwohl den 3 genannten Rechtssystemen für die Medizin die größte praktische Bedeutung zukommt, gibt es auch in anderen Bereichen des Rechts ärztlich relevante Entscheidungen, so z. B. im Arbeitsrecht.

Die praktische ärztliche Tätigkeit bezieht sich immer auf den ganzen Menschen und in zweiter Linie – sieht man von prophylaktischen Maßnahmen ab – auf den kranken Menschen. Teilt man „gesund" und „krank" nach der Definition der WHO ein, so verbleiben in der Weltbevölkerung möglicherweise weniger Gesunde als Kranke. Erste Voraussetzung für das Verständnis der Einwirkung des Rechtes auf die Medizin ist die Kenntnis der Stellung des Menschen im Rechtssystem, zunächst unter Außerachtlassung aller Berührungspunkte mit der Medizin. Im 2. Teil meiner Ausführungen komme ich dann speziell auf die Rechte und Pflichten des Individuums und des Arztes unter dem Aspekt der ärztlichen Behandlung zu sprechen.

Die Stellung des Menschen im Rechtssystem

Schon vor seiner Geburt ist der Mensch in utero unter der rechtlichen Qualifikation Leibesfrucht eine Figur des Rechtssystems und im Strafrecht als solche nach unserer derzeitigen Gesetzgebung und Rechtsprechung mehr schlecht als recht geschützt.

Im Zivilrecht findet die im Mutterleib befindliche Frucht als Nasciturus insofern Berücksichtigung, als dieser im Erbfalle als bereits geboren gilt (§ 1923 BGB).

Aus den verschiedenen Rechtssystemen ergeben sich in bezug auf den Menschen häufig Grenzen und Fristen, die nach dem Wortlaut des Gesetzes abstrakt festgelegt sind. Soweit diese Grenzen und Fristen den Menschen betreffen, ist eine exakte Bestimmung des Grenzorts vielfach dem Juristen allein nicht möglich. Gleiches gilt für die Beurteilung und Interpretation von Geschehnisabläufen biologischer Vorgänge im Bereich der Medizin und deren Festlegung.

Die 1. Begrenzung, mit einer für den Schutz des neu heranwachsenden Individuums beachtlichen Konsequenz, findet sich am Beginn des menschlichen Lebens. Nach wie vor schwer verständlich für den Laien, aber auch für den Arzt, der sich nicht speziell mit dieser Problematik befaßt hat, ist die immer noch bestehende Unsicherheit der Rechtsauffassung über den Beginn des menschlichen Lebens. Keineswegs ist diese Grenze klar und eindeutig – obwohl man dies auf den ersten Blick hin annehmen möchte. Während über lange Zeit der Beginn des menschlichen Lebens logisch und eindeutig mit der Vollendung der Vereinigung von Ei und Samenzelle angenommen wurde, wurde im Zuge der Entwicklung der mechanischen Kontrazeption der Beginn des menschlichen Lebens aus Gründen, die noch zu erörtern sein werden, auf einen etwa 6 Tage später liegenden Zeitpunkt, nämlich auf die Nidation des befruchteten Eies verlegt. Der Grund dafür war ein praktikabler im

Hinblick auf den Abtreibungsparagraphen. Wäre man bei der seit langem geltenden überlieferten Grenze geblieben, hätte die mechanische Verhinderung der Einnistung eines befruchteten Eies in jedem Falle den Tatbestand der Abtreibung erfüllt. Die Beweisprobleme, die sich schon daraus ergeben, daß auch ohne die Anwendung einer mechanischen Kontrazeption ein befruchtetes Ei per vias naturales abgehen kann, liegen auf der Hand.

Erst vor wenigen Tagen hat sich der Juristentag in Berlin mit großer Mehrheit auf den Standpunkt gestellt, daß es auch ohne Rücksicht auf die Abtreibung bei der alten Grenze, der Vereinigung von Ei und Samenzelle, bleiben müsse.

Grund für die neuerliche Sinnesänderung war der Aspekt der Problematik in einem anderen Zusammenhang. Die in den letzten Jahren möglich gewordenen künstlichen Zeugungsverfahren, insbesondere die extrakorporale Befruchtung (Fertilisation in vitro), die unter Zuhilfenahme nichtnatürlicher Methoden zu einem Lebensbeginn führen können, sind es, die aus praktischen Gründen nach einer Lösung verlangen. Hier rächt sich bereits die theoretische Überlegung der Verlegung des „praktischen Lebensbeginns" auf den Nidationszeitpunkt, deren rechtliche Konstruktion darauf hinausläuft, daß wohl das menschliche Leben mit der Vereinigung von Ei und Samenzelle beginnen würde, der rechtliche Schutz jedoch erst ab der Nidation gegeben wäre. Wollte man konsequent dabei bleiben, den biologischen Lebensbeginn und dessen rechtlichen Schutz zu unterschiedlichen Zeitpunkten anzunehmen, so wäre die Weiterverwendung von in vitro befruchteten Eiern zumindest während der ersten 6 Tage rechtlich problemlos, weil auch hier die Schutzwürdigkeit frühestens, wenn überhaupt erst nach dieser Frist eintreten würde. Die Begründung wäre die gleiche, weil auch hier nach dem Retransfer keineswegs jedes befruchtete Ei zu einer Weiterentwicklung kommt.

Man fragt sich überhaupt, ob die hochstilisierten, vorgegebenen moralischen Bedenken im Hinblick auf die Verwendung von In-vitro-Embryonen im Anfangsstadium der Entwicklung in einem Lande glaubhaft gemacht werden können, in dem unter dem Vorwand einer sog. sozialen Indikation wahrscheinlich mehr als 100 000 gesunde Schwangerschaften abgebrochen werden.

Allein dieses Beispiel aus einem sehr kurzen Abschnitt des menschlichen Lebens zeigt, wie verschiedenartig die Möglichkeiten zur Auslegung einer gesetzlichen Regelung sein können.

Für der Erarbeitung von Entscheidungsgrundlagen aus diesem Grenzbereich bedarf es der Zusammenarbeit von Juristen und Medizinern.

Ein weiteres Beispiel der Interpretationsproblematik: Die derzeitige Fassung der §§ 218, 219 StGB, die die Abtreibung betreffen, ist von juristischer und politischer Seite so geschickt gefaßt, daß der Wortlaut sowohl extrem extensiv als auch extrem restriktiv ausgelegt werden kann. Spätere Generationen werden bei rückblickender kritischer Deutung, gleich aus welchem Grunde, die Schuld nicht dem Gesetzgeber unter dem Vorwurf einer zuweitgehenden sog. Liberalisierung zuweisen, sondern unserer derzeitigen Ärztegeneration vorhalten, daß sie den Text zu extensiv interpretiert habe, ein Vorwurf, dem wir nichts entgegenhalten können.

Die derzeit in diesem Bereich geübte Praxis zeigt deutlich, daß rechtliche und moralische Vorschriften keineswegs immer deckungsgleich sein müssen. Das Recht ist in der Regel ein moralisches Minimum und als gedachtes Netz wesentlich weitmaschiger als das moralische. Wer nach der Maxime des rechtlichen Netzes handelt, kann sehr wohl gegen moralische Grundsätze verstoßen, während umgekehrt bei geistiger Vorschaltung moralischer Prinzipien die vom Gesetzgeber erlassenen Vorschriften in jedem Falle erfüllt sind.

Ein praktisches Beispiel für das Auseinanderklaffen zwischen Recht und Moral ist das Verhalten von politischen Gremien, die heute bereits bei der Ausschreibung für leitende Positionen in der Gynäkologie unverhohlen zum Ausdruck bringen, daß vom Stellenbewerber eine extensive Auslegung in der Frage des sog. legalen Schwangerschaftsabbruchs erwartet wird. Eine öffentliche Ausschreibung dieser Art widerspricht der einhelligen Rechtsauffassung, daß kein Arzt gegen seinen Willen ohne das Vorliegen einer medizinischen Indikation – und auch hier nur wenn die Not es gebietet – zu einem Abbruch einer Schwangerschaft gezwungen ist.

Der nächste Schnittpunkt der Medizin mit dem Recht findet sich dort, wo die Leibesfrucht zum Menschen wird. Dieser Zeitpunkt ist die Geburt, die allerdings selbst dann, wenn sie sehr rasch abläuft, zu lange dauert, um als praktikable Grenze in Anspruch genommen werden zu können. Der Gesetzgeber hat sich nur im bürgerlichen Recht in § 1 BGB zu dieser Frage geäußert. Die Rechtsfähigkeit des Menschen beginnt mit der Vollendung der Geburt. Im Strafrecht ist die Begrenzung anders, hier liegt sie früher. Diese Grenze ergibt sich hier indirekt aus § 217 StGB (Kindestötung): „Eine Mutter, welche ihr nichteheliches Kind in oder gleich nach der Geburt tötet, wird …" Aufgrund dieser Vorschrift wird nach Kommentarmeinung der Mensch im Strafrecht mit Beginn der Austreibungswehen, die zur Geburt führen, zum Menschen. Soweit zum Lebensbeginn aus rechtlicher Sicht.

Weitere Begrenzungen, deren Kenntnisse für den Arzt von Bedeutung sind, weil sie Konsequenzen für seine Tätigkeit haben können, ergeben sich für die ersten Lebensabschnitte bis zum Erwachsenenalter. Auch hier unterscheiden sich Straf- und Zivilrecht. Im Zivilrecht finden sich zwei Begrenzungen. Bis zur Vollendung des 7. Lebensjahres ist der Mensch geschäftsunfähig. Vom 7. bis zur Vollendung des 18. Lebensjahres ist der Mensch beschränkt geschäftsfähig und ab diesem Zeitpunkt volljährig ohne jede Einschränkung – sieht man von Beschränkungen durch krankhafte Veränderungen der Geistestätigkeit ab.

Im Strafrecht ist der Mensch bis zur Vollendung des 14. Lebensjahres nicht deliktfähig. Das heißt, eine mit Strafe bedrohte Handlung durch einen nicht 14jährigen kann strafrechtlich nicht verfolgt werden. Dies ist für den Arzt, besonders für den Gerichtsmediziner und Röntgenologen, vielfach ein praktisches Problem, wenn es darum geht, bei Jugendlichen ohne Kenntnis des Geburtsdatums nach Straftaten bei der Altersfeststellung mitzuwirken. Vom vollendeten 14. bis zum 18. Lebensjahr ist der Jugendliche nach dem Jugendrecht zu beurteilen, dessen Strafrahmen geringer ist. Maximalstrafen, selbst bei Mord und Totschlag, betragen 10 Jahre. Im Gegensatz zum bürgerlichen Recht, wo mit 18 Jahren Volljährigkeit eintritt, hat der Gesetzgeber zwar inkonsequent – aber dies ist gut so – im Strafrecht eine Einschränkung gemacht. Hier gilt der junge Erwachsene vom 18. bis 21. Lebensjahr als Heranwachsender. Bei der strafrechtlichen Beurteilung ist im Einzelfall zu entscheiden, ob die Beurteilung nach dem Erwachsenenstrafrecht oder nach dem Jugendrecht zu erfolgen hat. Nicht selten helfen ärztliche Gutachten dem Richter bei dieser Entscheidung.

Abgesehen von einer vollen (§ 20 StGB) bzw. erheblich verminderten (§ 21 StGB) Schuldfähigkeit (früher § 51, Abs. 1 und 2 StGB Zurechnungsfähigkeit), die immer für den Einzelfall in der Regel durch den Arzt zu beurteilen ist, kennt das Gesetz keine weitere Beschränkung.

Erst am Ende des Lebens gibt es wieder Schnittpunkte mit dem Recht. Der Gesetzgeber knüpft sowohl im Strafrecht als auch im Zivilrecht an Tod und Tötung eine Reihe von Konsequenzen. An keiner Stelle, weder im Straf- noch im Zivilrecht findet sich jedoch eine Definition dessen, was unter Tod zu verstehen ist. Allein aus naturwissenschaftlicher Sicht gibt es nach unserer Auffassung keine exakt belegbare Grenze zwischen Leben und Tod. In jedem Falle handelt es sich um eine Konvention, ärztlich wissenschaftlich begründet durch die Rechtsprechung anerkannt. Mit der Entwicklung moderner medizinischer Verfahren der Reanimation und der Intensivmedizin war die über Jahrhunderte geltende Definition des Todes – irreversibler Stillstand von Atmung und

Kreislauf, bei der der tatsächliche Todeszeitpunkt und die Feststellbarkeit des Todes nicht identisch waren – nicht mehr haltbar geworden, und zwar weil beide Funktionen künstlich ersetzt werden können. Eine neue Todesdefinition mußte erarbeitet werden, womit man vor etwa 25 Jahren begann. Nach dieser neuen Definition ist der Tod als eingetreten anzunehmen, wenn das Zentralnervensystem irreversibel seine Funktion eingestellt hat. Nach dieser Definition ist ein irreversibel Bewußtloser mit Eigenatmung nicht tot. Dies ohne Rücksicht darauf, ob die Irreversibilität der Bewußtlosigkeit ex ante beweisbar ist oder nicht. Ist andererseits der Hirntot eingetreten, so beweist das schlagende Herz nicht das Leben.

Die Rechtsstellung des Arztes im Rahmen seiner Tätigkeit

Zunächst ist festzuhalten, daß dem Arzt im deutschen Rechtssystem an keiner Stelle etwa ein Sonderrecht eingeräumt wird. Lediglich in den Leichenschaugesetzen der einzelnen Bundesländer werden dem Arzt als solchem für die Leichenschau aufgrund seiner besonderen Eignung belastende Pflichten auferlegt. Das „Arztrecht", wie dieses in jüngerer Zeit genannt wird, verdankt diese besondere Stellung in erster Linie der Tatsache, daß es hier praktisch immer um die beiden höchsten menschlichen Güter, nämlich um Leben und Gesundheit geht, z.T. aber auch den Auswirkungen einer sensationslüsternen Presse.

Über allem steht als Leitsatz Art. 2 des Grundgesetzes: „Jeder hat das Recht auf Leben und körperliche Unversehrtheit, die Freiheit der Person ist unverletzlich, in diese Rechte darf nur aufgrund eines Gesetzes eingegriffen werden." Somit gilt nach dieser Gesetzesvorschrift nicht mehr „salus aegroti", sondern „voluntas aegroti suprema lex".

Zivilrecht

a) Arzt-Patienten-Vertrag

Die vertraglichen Beziehungen zwischen Arzt und Patient, die praktisch in jedem Falle in der Regel formlos zustande kommen, richten sich nach den Vorschriften des allgemeinen Vertragsrechts im BGB. Vom niedergelassenen Arzt wird erwartet, daß er der Bevölkerung zur Verfügung steht. Er ist deshalb in der Regel verpflichtet, eine ihm angetragene Behandlung anzunehmen. Ausnahmen, wie z.B. Überlastung, Erkrankung aber auch mangelndes Vertrauen sind möglich, allerdings gelten diese im Notfall nicht. Der Vertrag wird nach Abschluß der Behandlung in der Regel ebenso formlos beendet. Den Vertrag kündigen kann der Patient jederzeit, der Arzt aus wichtigem Grund. Rechtswirksam abschließen kann den Vertrag nur der voll Geschäftsfähige, somit nur eine Person über 18 Jahre.

b) Pflichten des Arztes aus dem Vertrag

Der Arzt ist zur Behandlung (nicht zur Heilung) nach bestem Wissen und Gewissen nach den Erkenntnissen der medizinischen Wissenschaft verpflichtet. Es besteht Methodenfreiheit. Gibt es verschiedene Methoden der Behandlung, so steht es dem Arzt frei zu wählen; je nach Sachlage wird er darüber aufklären müssen. Der Arzt ist nach der Berufsordnung dazu verpflichtet, Aufzeichnungen zu führen. Aus dem Vertrag besteht eine Verpflichtung zur Aufklärung. Der Umfang der Aufklärung wird sich in der Regel nach dem Wunsch des Patienten gestalten.

c) Schadenersatz

Kommt es im zeitlichen Zusammenhang mit einer ärztlichen Behandlung zu einem Schaden am Patienten, so wird u. U. Schadenersatz gefordert. Erste Voraussetzung für die Zuerkennung eines Schadenersatzes ist der Nachweis des Ursachenzusammenhangs zwischen Schaden und ärztlichem Handeln. Als nächstes muß der Nachweis erbracht werden, daß das ärztliche Handeln regelwidrig war, bzw. dort, wo keine Regeln gegeben sind, gegen die Sorgfalt verstoßen wurde. In der Regel muß der, der behauptet, auch beweisen, es sei denn es kommt zur Beweislastumkehr. Der Jurist unterscheidet die Haftung aus der Vertragsverletzung und die sog. deliktische Haftung. Die Unterscheidung hat Bedeutung für die Entscheidung über Schmerzensgeld.

d) Herausgabepflicht für ärztliche Unterlagen

Im Gegensatz zu früher bringen neuerdings höchstrichterliche Entscheidungen zum Ausdruck, daß der Arzt i. allg. dazu verpflichtet ist, dem Patienten, wenn er es wünscht, die Unterlagen über seine Behandlung auszuhändigen. Gewisse Einschränkungen macht die Rechtsprechung für die Psychiatrie. Sollte der Patient selbst oder dessen Rechtsvertreter die Herausgabe der Originale wünschen, so empfiehlt es sich dringend, eine Kopie zu fertigen und diese zurückzubehalten.

e) Schweigepflicht

Die ärztliche Schweigepflicht ist sowohl in der Berufsordnung als auch in § 203 StGB gesetzlich geregelt. Die Schweigepflicht ist nach dieser Vorschrift keine absolute, wie etwa das Beichtgeheimnis. Verboten und mit Strafe bedroht ist „nur" die unbefugte Aussage. Allerdings ist es zunächst eine Ermessensentscheidung des Arztes, was er für befugt bzw. unbefugt hält. Schließlich muß er damit rechnen, daß im Ernstfall von einem Gericht die Frage des „Befugtseins" nachgeprüft wird. Verpflichtet zur Aussage ist der Arzt nur dort, wo gesetzliche Vorschriften zur Meldung bestehen, wie z. B. nach dem Bundesseuchengesetz.

Strafrecht

a) Körperverletzung

Das Strafgesetzbuch unterscheidet zwischen einfacher Körperverletzung (§ 223 StGB), gefährlicher Körperverletzung (§ 223 a StGB) und schwerer Körperverletzung (§ 224 StGB). Die Tatbestandsmerkmale finden sich im Gesetzestext; bei der gefährlichen Körperverletzung stellt das Gesetz auf die Art der Beibringung ab: „mittels einer Waffe, insbesondere eines Messers oder eines anderen gefährlichen Werkzeuges oder mittels eines hinterlistigen Überfalls oder mehrerer gemeinschaftlich oder mittels einer das Leben gefährdenden Behandlung".

Bei der schweren Körperverletzung kommt es auf die Folgen an: Verlust eines wichtigen Körperglieds, des Sehvermögens auf einem oder beiden Augen, des Gehörs, der Sprache oder der Zeugungsfähigkeit oder erhebliche dauernde Entstellung oder Siechtum, Lähmung, Geisteskrankheit als Folge.

Die Begriffe gefährlich und schwer sind im Zusammenhang mit Körperverletzungen durch den Gesetzgeber besetzt. Dies muß der Arzt bei der Ausstellung von Bescheinigungen nach Körperverletzungen wissen.

b) Unterlassene Hilfeleistung

§ 323 c StGB lautet: „Wer bei Unglücksfällen oder gemeiner Gefahr oder Not nicht Hilfe leistet, obwohl dies erforderlich und den Umständen nach zuzumuten, insbesondere ohne erhebliche eigene Gefahr und ohne Verletzung anderer wichtiger Pflichten möglich ist, wird mit Freiheitsstrafe ...".

Die Vorschrift betrifft jeden Bürger in gleichem Maße und nicht etwa nur den Arzt. Sind allerdings die Tatbestandsmerkmale „gemeine

Gefahr" oder „Not" erfüllt, so kann sehr wohl auch der Arzt nach dieser Vorschrift strafrechtlich belangt werden. Kommt der Arzt in die Situation, Hilfe leisten zu müssen, so wird von ihm eine qualifizierte Hilfeleistung erwartet.

c) Blutentnahme im Auftrag der Polizei

Erscheint ein Polizeibeamter in einer Klinik oder bei einem praktischen Arzt mit einem Probanden und bittet um eine Blutentnahme zur Alkoholbestimmung, so ist der Arzt nicht verpflichtet dieser Bitte zu entsprechen. Entschließt er sich jedoch, dem Antrag stattzugeben, so handelt er gemäß § 81a Strafprozeßordnung (StPO) rechtmäßig. Die Rechtmäßigkeit ist auch dann gegeben, wenn die Blutentnahme gegen den Willen des Probanden oder gar nach Brechen des körperlichen Widerstands erzwungen wird.

Erscheint die Polizei jedoch mit einer Verfügung der Staatsanwaltschaft oder gar einem Gerichtsbeschluß, so ist diesen Anordnungen Folge zu leisten.

Gemäß § 81a StPO darf die Blutentnahme nur durch einen Arzt nach den Regeln der ärztlichen Kunst durchgeführt werden. Für die Identitätssicherung ist der Polizeibeamte zuständig.

d) Vollrausch

Das deutsche Strafrecht kennt den Begriff des Vollrauschs. § 323a StGB: „Wer sich vorsätzlich oder fahrlässig durch alkoholische Getränke oder andere berauschende Mittel in einen Rausch versetzt, wird mit Freiheitsstrafe bis zu 5 Jahren oder mit Geldstrafe bestraft, wenn er in diesem Zustand eine rechtswidrige Tat begeht und ihretwegen nicht bestraft werden kann, weil er infolge des Rausches schuldunfähig war oder weil dies nicht auszuschließen ist."

Die Strafe darf nicht schwerer sein als die Strafe, die für die im Rausch begangene Tat angedroht ist.

Die praktische Beurteilung einer Rauschtat vor Gericht setzt große Erfahrung voraus und ist vielfach kompliziert. Abzugrenzen vom Vollrausch ist der pathologische Rausch, bei dem bereits geringe Alkoholmengen zu einem die Schuldfähigkeit ausschließenden Rauschzustand führen. Der pathologische Rausch ist ein außerordentlich seltenes Ereignis, wird jedoch vor Gericht häufig als Exkulpationsgrund vorgetragen.

e) Behandlungsfehler

Der Begriff Kunstfehler sollte durch den Ausdruck Behandlungsfehler ersetzt werden.

Manches Gerichtsverfahren könnte bei „vernünftiger Haltung" des beschuldigten Arztes durch Gesprächsbereitschaft mit dem Patienten oder dessen Angehörigen verhindert werden. Vielfach ist die Einschaltung einer Schiedsstelle geeignet, den Beteiligten eine drohende gerichtliche Auseinandersetzung durch Einigung im Vorfeld zu ersparen.

Grundsätzlich gilt: Ein aufgetretener Schaden des Patienten oder dessen Tod ist in aller Regel für sich allein nicht geeignet, das Vorliegen eines Behandlungsfehlers zu beweisen.

Bei einem behaupteten Behandlungsfehler kann auf den Arzt sowohl eine Strafanzeige wegen fahrlässiger Körperverletzung oder fahrlässiger Tötung oder eine Schadenersatzforderung (zivilrechtlich) zukommen, aber auch beide gemeinsam gleichzeitig oder zeitlich versetzt. Nicht selten kommt zunächst die Schadenersatzforderung und erst bei Fehlen der Verhandlungsbereitschaft die Strafanzeige. Eine Strafanzeige hat nur dann Aussicht, zu einer Anklage zu führen, wenn der Fehler nachgewiesen ist, zwischen Fehler und Schaden ein Ursachenzusammenhang besteht, der Fehler schuldhaft begangen wurde (in der Regel fahrlässig). Im Strafrecht hat die Staatsanwaltschaft den Nachweis eines Fehlers und des Ursachenzusammenhangs mit an Sicherheit grenzender Wahrscheinlichkeit (ohne vernünftigen Zweifel) zu führen. Im Strafrecht gilt für den Nachweis des Ursachenzusammenhangs die Äquivalenztheorie, d. h. jede Bedingung die zum Erfolg führt, ist gleich zu bewerten. Die Bedingung darf nicht hinweggedacht werden können, ohne daß zugleich der Erfolg entfiele.

Im Gegensatz dazu reichen im Zivilrecht Wahrscheinlichkeiten; ferner gilt für die Kausalität die Adäquanztheorie, d. h. die Bedingung muß adäquat sein. Der Vorwurf eines Behandlungsfehlers sollte in jedem Falle von vornherein ernst genommen werden.